がんにならないのはどっち？

秋津医院　院長
日本内科学会認定総合内科専門医
秋津 壽男

あさ出版

プロローグ

突然ですが、問題です。


「生涯でがんになる」

「1年間でインフルエンザになる」

確率が高いのはどっち？

答えは「がん」です。

実は、1年間でインフルエンザにかかる確率よりも、生涯でがんにかかる確率のほうが圧倒的に高いのです。

インフルエンザ感染者数は、例年約1000万人。日本の人口から考えると、その感染確率は約10パーセントです。

一方の生涯でがんになる確率は約50パーセント。

今や、2人に1人ががんにかかり、3人に1人ががんで亡くなる時代です。

がんは、私たちにとって本当に身近な病気となってきています。

一方で、国立がん研究センターの予防研究グループが発表した、ある年における「がん発生とがん死の要因のうち、予防可能であったものの割合」では、日本で発生したがんのうち、男性では半分以上（がん発生の53パーセント、がん死の57パーセント）が、女性でも約3分の1（がん発生の28パーセント、がん死の30パーセント）が予防可能だったとされています。

発症の多いがんですが、実はその半分近くが予防できることも事実です。

ここで、もう1つがんについてのデータを見てみましょう。

30～40パーセント

何の数字か、想像がつくでしょうか？

これは、日本におけるがん検診の受診率です。

実は、日本のがん検診受診率は、ＯＥＣＤ（経済協力開発機構）に加盟している先進国の中で最低レベル。

日本人の死因の1位はがんなのに、日本人の検診対象者の半分以上はがん検診を受けていないのです。

先ほどの「がん発生とがん死の要因のうち、予防可能であったものの割合」にこの検診受診率の低さを加味すれば、「おおよそ6〜7割のがんについては、予防が可能である」といえるでしょう。

さらにその確率は、がんの予防についての知識を持つことで高められます。

正しい情報に基づいた予防法に取り組めば、

「がんの9割は予防できる」

といっても過言ではありません。


そもそも皆さんは、がんのできる理由をご存知でしょうか？

よく、がん細胞は「どこからともなく自然発生する」というイメージを持っている人がいますが、それは違います。

がんは、遺伝子修復のエラーによって生まれるのです。

どの部位にせよ、炎症が起こる、ウイルスに感染するなどによって細胞が破壊されると、体はその細胞を修復します。

そのときに細胞の遺伝子が誤って修復されると、がん細胞が生まれると考えられているのです。

炎症などが起これば起こるほど、修復される回数は増えるので、その炎症が起こっている部位にがん細胞が生まれるリスクは高まります。

たとえば慢性的な胃炎であれば、毎日胃壁で修復作業が行われていますから、それだけ修復ミスが起きる可能性も高まるわけです。

たばこを毎日吸っていれば、喉に毎日修復作業が発生しますね。

毎日強い紫外線を浴びていたら、皮膚の修復作業が繰り返されます。

このようにして、がん細胞は、あなたの体の中で日々生まれているのです。

しかし、そのがん細胞がすべてがん化するわけではありません。

なぜがん化するかといえば、大きく次の2つの要因が挙げられます。

①がん細胞が暴走する
②がん抑制遺伝子・細胞の働きが低下する

では、どうすればこれらを予防できるのでしょうか?

まず修復作業の回数を極力減らしてあげることです。がん細胞が芽生える機会をできるだけ回避することが大切になります。

さらに、がん抑制遺伝子・細胞の働きを低下させないことで、暴走を防ぐことも大切です。

これらを実現するためにはまず、「体質」「食」「習慣」とがんとのかかわりについての知識がとても重要となります。

そこで本書では、まずこれらについて1～3章で説明します。

ただし、どんなにリスクを減らしても、がん細胞が暴れだすこともあります
し、体質的にがんの発生を抑制する細胞の活性度がもともと低い人もいます。

そのときは、「検診」、「医療」についての正しい知識で対応することが求められます。

そこで、4章では「検診」、5章では「医療」に関する確かな情報を伝えます。


1冊を通して、あなたのがんリスクを大幅に低下させられるでしょう。


それぞれの項目は、すべて二択の質問形式にしてあります。

まずは、その答えをあなたなりに考えてみてください。

それから読み進めることで、あなたの常識や習慣がいかに誤っているか、い

かにがんリスクを高めているかを実感でき、より真剣にがん予防に取り組もうと思えてくるはずです。

それでは、さっそく最初の質問にまいりましょう。

「父が大腸がん」と「祖父が肺がん」遺伝するのはどっち?

主ながんの種類

一般的ながん
皮膚がん、咽頭がん、喉頭がん、口腔がん（舌がん、歯肉がんなど）、上顎洞がん、食道がん、甲状腺がん、肺がん、乳がん（男性もかかる）、胃がん、大腸がん、肝臓がん、すい臓がん、腎臓がん、副腎がん、胆道がん、膀胱がんなど
男性特有のがん
前立腺がん、精巣がん、陰茎がん
女性特有のがん
子宮頸がん、子宮体がん、卵巣がん、絨毛がん、外陰がん、膣がん
特殊ながん
悪性リンパ腫、白血病、多発性骨髄腫、骨肉腫、軟部肉腫、脳腫瘍

第1章

「がん体質」のどっち？

第3章 「がん習慣」のどっち？

Contents

Contents

本文デザイン／梅里珠美（北路社）

第1章

「がん体質」のどっち？

Q
01

「父が大腸がん」と「祖父が肺がん」遺伝するのはどっち？

性別、ウイルス感染の有無、遺伝、持病……人それぞれの体質によって、がんにかかるリスクは変わります。

この中でも、とくに皆さんが気になるのは「遺伝」ではないでしょうか。

遺伝とがんは「関係ある」といいきれます。

ただし、母が乳がん、父が肺がん、祖父が胃がんで亡くなっているという場合に、**「親類がいろいろな種類のがんにかかっているから、うちはがん家系」という認識は間違いです。**

遺伝とがんの関係は、「がんになりやすい体質」「がんになりにくい体質」といったざっくりとしたレベルのものではありません。

「大腸がんになりやすい」「乳がんになりやすい」といった特定のがんリスクの遺伝です。

ただしこのリスクは、すべてのがんにいえるわけではありません。遺伝リスクの高いがんとそうではないがんがあります。

とくに遺伝リスクの高いがんは、**「大腸がん」「乳がん」「前立腺がん」**の3

つです。

これらのがんは、「遺伝性・家族性腫瘍」と呼ばれ、遺伝が関与する確率が高くなります。

遺伝性・家族性腫瘍が起きる原因のほとんどは、〝がん抑制遺伝子の異常〟です。

プロローグでも述べた通り、がんが発症する原因は、がん細胞が暴れだすか、もしくはがんを抑制する細胞が異常をきたすかのどちらかですが、遺伝性・家族性腫瘍は、特定のがん抑制遺伝子の異常が遺伝することにより、がんになりやすくなるのです。

イメージするならば、通常の人は、生まれたときには大腸がんを抑えこむ兵隊が１００人いるのに、異常の人は10人しかいないようなものです。

特定のがんについての免疫力が低いともいいかえられます。

遺伝性のがんを予防するには、自分の親類がどんながんで亡くなっているのかを知ることが第一です。

その上で遺伝性のがんが多いとわかったときは、とくにそのがんの検診に力を入れ、早期発見・治療を図るとよいでしょう。

家風を知ることも大切

「遺伝要素は少ないのに、どうもうちの家系は胃がんにばかりなる……」

このような場合、あなたの家の「家風」が関係していると考えられます。

家風とは、その家の習慣や生活環境などを指します。

胃がんが多い家系であれば、「我が家の味噌汁は、決まって昔から濃いめ」「食卓に漬物が並ぶのが当たり前」といった塩分好きな家風、あるいは「親も祖父もとても几帳面《きちょうめん》で短気な性格」といったストレスのかかりやすい家風だったりします。

そのほかにも、

●屋内での喫煙が当たり前→肺がん
●大酒飲み→肝臓がん
●食生活が乱れている→肥満や添加物摂取に関係の深いがん

といった家風によるリスクが考えられます。

あなたの家族や親類に、遺伝リスクの低い特定のがんで亡くなるケースが目立つ場合、その家風を一度見直してみることも大切です。

A 01

遺伝リスクの高いがんは、「大腸がん」「乳がん」「前立腺がん」の3つ。これらのがんにかかることが多い家系では、それぞれのがん検診をしっかり受けよう。

Q
02

「痩せ」と「肥満」がんでデメリットばかりなのはどっち？

痩せている人と肥満の人、どちらががんになる可能性が高いでしょうか？

そもそも、痩せ、標準、肥満といった体型は、ＢＭＩ値で判断します。

まずは、あなたのＢＭＩ値を計算してみましょう。


ＢＭＩ＝体重（kg）÷（身長（m）×身長（m））

計算式から導き出された数値が、男性「21〜27」、女性「19〜25」の範囲内であれば「標準」です。

それ未満では「痩せ」、それを超えると「肥満」になります。

では、「痩せ」と「肥満」、どちらががんになりやすいのでしょうか。

実は「肥満」のほうが、確実にがんリスクは高いといえます。

肥満の人は、大腸がん、乳がん、食道がんになるリスクが高くなるのです。

なぜかというと、肥満の場合は脂質代謝が悪くなるため、腸内に悪玉菌の多い状態が生まれます。悪玉菌が多いと、腸内で胆汁が「二次胆汁」という酸化した状態になり、それが大腸がんの発がん性を高めることがわかっているのです。同様にコレステロール値も高くなり、女性ホルモンが多く分泌されるため、女性の乳がん発症率も上がるとされています。

また、日本での食道がんの9割以上は「扁平上皮がん」で、これは喫煙や熱いものを習慣的に口に入れることで起きる食道上部にできるがんです。

一方、アメリカに多いのが、バレット食道という、もともとの食道の粘膜細胞が胃の粘膜細胞に入れ替わることで起きる「腺がん」というタイプです。これは逆流性食道炎などが原因となっており、食道下部に発生します。

逆流性食道炎は肥満体型に多く見られるため、肥満の人は、日本では珍しい腺がんタイプの食道がんにかかるリスクも高くなり、その結果、標準体型の人よりも食道がんにかかるリスクが高くなるのです。

「肥満」の人は治療中に亡くなる!?

肥満体には、がんの発見が遅れるデメリットもあります。

たとえば標準体型の人であれば、お腹に腫瘤《しゅりゅう》などができた場合、「何かおかしいな？」「ボコッとしたものができているぞ……」と、体の異変に早期に気づくことができます。

しかし肥満の人は、かなり進行してからでないと気づくことはできません。

その上、肥満には手術リスクも伴います。

とくに麻酔のリスクが問題です。

麻酔薬は脂溶性で、皮下脂肪にも浸透していきます。肥満の人は皮下脂肪が多いので、多くの麻酔が脂肪に〝逃げて〟しまうのです。

そのため、標準体型の人よりも麻酔を多めに投入しなければならず、麻酔事故が発生しやすくなります。

皮下脂肪に麻酔がたまることで、麻酔のきれが悪くなることも問題です。

手術中は人工呼吸器をつけ、麻酔がきれて呼吸がもどると呼吸器をはずしますが、「呼吸がもどったので呼吸器をはずしたところ、脂肪に逃げていた麻酔が再び効いてきて呼吸が停止していた」といった事故も実際に起きているのです。

一方で痩せている人はどうでしょうか。

さまざまな体型とがんについてのデータを見ると、痩せている人のがん発症率も高いことがわかります。

ただしこれは、「痩せていることによってがんが発生した」というよりも、痩せている人は食が細く、栄養バランスの悪い食事をとっていることなどが多いため、免疫力が低下していたり、胃が虚弱だったりすることが原因だといえるでしょう。

痩せている人は、そもそもがんになりやすい体質ともいえます。

これらを踏まえると、やはり太り過ぎず痩せ過ぎずの標準体型が一番だといえます。

ちなみに私は、男性26、女性24くらいのちょい太めのＢＭＩ値が一番よいと考えています。

A 02

肥満の人はいいことなし。がんになりやすいだけでなく、発見が遅れたり、治療中に亡くなったりする可能性もある。

Q
03

「男性」と「女性」
大腸がんに
なりやすいのはどっち?

「国立がん研究センター・がん対策情報センター」によると、2013年にがんで死亡した人は約36万5000人。そのうち男性は約21万7000人、女性は約14万8000人でした。

実は2013年だけではなく、がん死亡数は、常に女性より男性のほうが多いのです。

なぜ女性より男性のほうが、がんで亡くなりやすいのでしょうか？

性別による体質の差があるのでしょうか。

これについては、生活習慣によるものが大きいと考えられます。

男性は女性よりも喫煙や飲酒を習慣とする人が多く、仕事によるストレスを抱える人も多いからです。

2013年における男性の部位別がん死亡数は、「1位肺がん、2位胃がん、3位大腸がん」となっていて、喫煙習慣が原因となる肺がん、飲酒やストレスが原因となる胃がん、大腸がんが多いことからもそれはうかがえます。

2013年　部位別がん死亡数

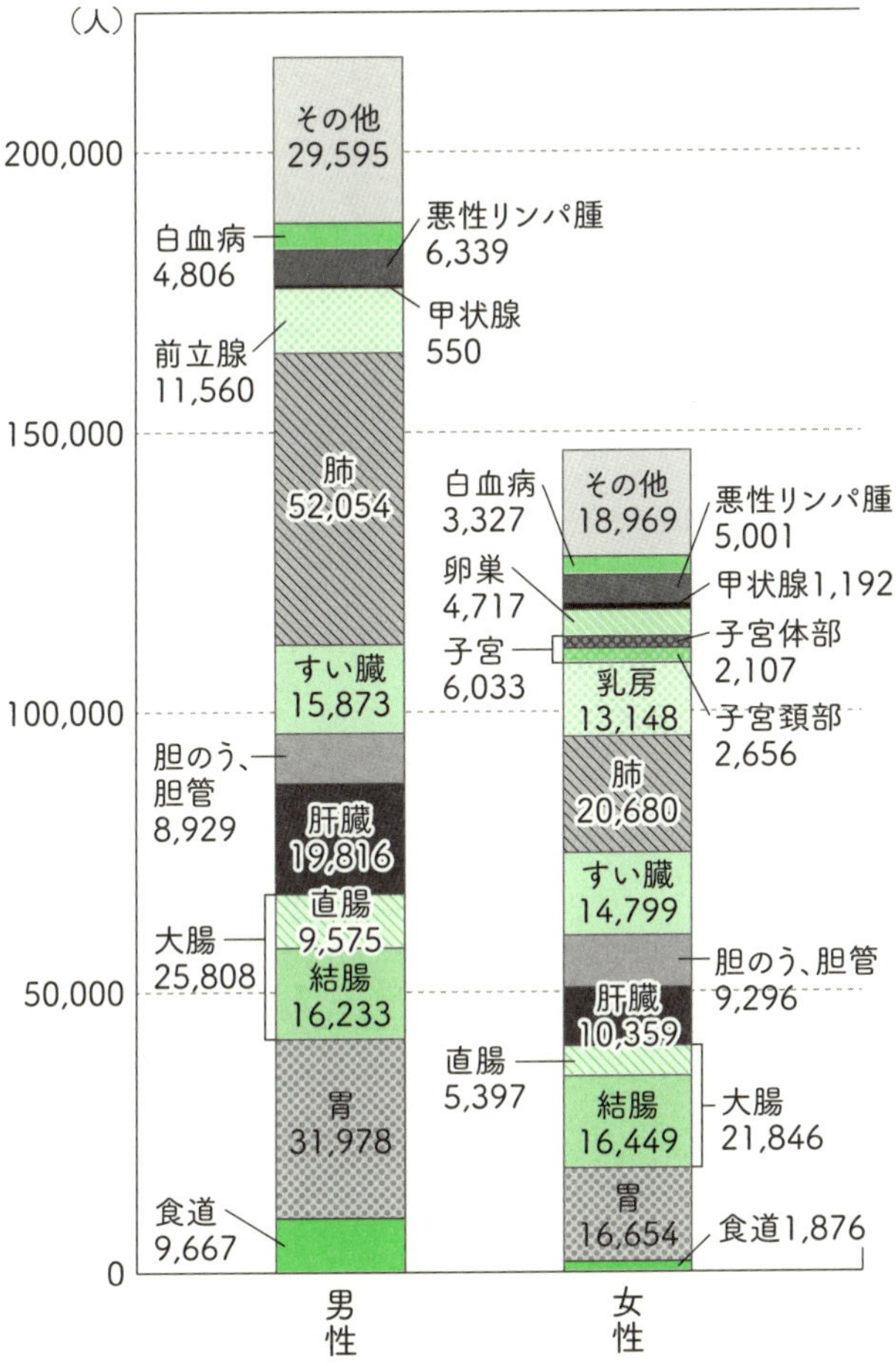

出典:国立がん研究センターがん対策情報センター

一方の女性の部位別死亡数は、「1位大腸がん、2位肺がん、3位胃がん」です。

男性に肺がんや胃がんが多いことと同じように、女性の1位が大腸がんであることにも理由があります。

ただし、**女性の大腸がんについては、「習慣」よりも「体質」が大きくかかわっています。**

女性は内臓肥満の人が多く、痩せと肥満の項目でも挙げた「二次胆汁」が多くつくられることが原因です。

便秘になる人も多いため、「腸内環境の悪化→大腸がん」というリスクを抱えやすいことも原因の1つとして挙げられるでしょう。

最新医療が女性を救う

さらに女性では、「肛門にカメラを入れるのが恥ずかしい」という理由で、大腸カメラを敬遠しがちなこともがんリスクを高めています。

便潜血検査が陽性であっても、痔がある場合などは、そのせいで陽性なのだろうと自己判断し、検査を受けることをやめてしまう人が多いようです。大腸カメラという検査法自体が、女性の大腸がん増加に拍車をかけているといえます。

実は最近、そんな女性の方々にオススメの大腸がん検査法が開発されました。**「バーチャル大腸内視鏡」**という方法です。大腸３Ｄ－ＣＴ検査、仮想大腸内視鏡検査などと呼ばれることもあります。

肛門からカメラを入れることなく、ＣＴ撮影のみで大腸内を立体映像化し、がんの有無を判断できる画期的な検査です。

検査自体がかんたんで恥ずかしくないことはもちろん、検査準備もこれまでに比べて格段に楽なことがポイント。

これまでの大腸カメラでは、大量の下剤を飲み、腸内を完全にキレイにする必要がありましたが、バーチャル大腸内視鏡では、少量の下剤と低ざんさ食（消化管への負担を軽減させるための食事）を数日摂るだけです。

大腸カメラに比べて、ポリープ状ではない形状のがんは見つけづらい、ポリープ状でも小さいがんは見つけづらいといった欠点はありますが、検査を受けずにがんを見逃してしまうよりはずっといいでしょう。

「便潜血検査に引っかかった」「身内に大腸がんで亡くなった人がいる」といった女性で、どうしても大腸カメラが嫌な人は、バーチャル大腸内視鏡を取り入れている医療機関で検査を受けるのもひとつの手です。

A 03

女性は大腸がんになりやすい体質。とくに大腸がん検診には力を入れよう。

Q
04

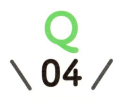

「出産経験のある女性」と
「ない女性」
乳がんになりやすいのは
どっち？

「出産経験のある女性」と「ない女性」とでは、がんのリスクは変わります。

前者に比べて後者は、乳がんや子宮頸がんのリスクが高くなるのです。

実はこれらのがんは、エストロゲンという女性ホルモンにさらされる期間（エストロゲン過多の期間）が長いほど進行してしまう、エストロゲン依存性の病気です。

次の3つのがんは、エストロゲン依存性とされています。

- **乳がん**
- **子宮頸がん**
- **子宮体がん**

※なおこれらのがんには、エストロゲンと関係なく発症するケースもあります。

なぜ出産経験が関係するかといえば、**その有無によって生涯の月経の回数に大きな差が生まれるからです。**

まず、月経と女性ホルモンの関係について説明しましょう。

月経周期と女性ホルモンの分泌の関係は次の通りです。

①月経開始～排卵…エストロゲンの分泌量が増加
②排卵～次の月経…エストロゲン＋プロゲステロンの分泌量が増加

②のように、2つの女性ホルモンが多く分泌されている期間は、エストロゲン過多の状態ではないとされています。
問題は①です。このエストロゲンだけが多く分泌されている期間が、エストロゲン過多の状態を引き起こします。

そして妊娠後は、プロゲステロンも多く分泌されるようになり、エストロゲン過多の状態ではなくなります。

出産後も授乳中は1年ほど月経が止まるので、単純に計算しても、1回出産を経験すると、出産経験がない人よりも、1～2年ほどエストロゲン過多の期間が減ることになるのです。

それゆえ、出産経験が多ければ多いほど、エストロゲンとの関係の強い乳がんや子宮頸がんなどのリスクは低くなります。

近年、乳がんが増えている要因の1つとして、昔の女性は出産を3～5回経験することが当たり前だったのに、晩婚化などにより女性の出産回数が少なくなっていることも挙げられるでしょう。

乳がんは40代が発症のピークなので（左図参照）、出産経験のない女性は、30代あたりから、とくに女性向けのがん検診に力を入れるべきです。

なお、出産以外にも、初潮が遅い人よりも早い人のほうが、閉経が早い人よりも遅い人のほうが、エストロゲンにさらされる期間が長くなるためリスクが高まります。

女性の乳がん・年齢別罹患率（2010年）

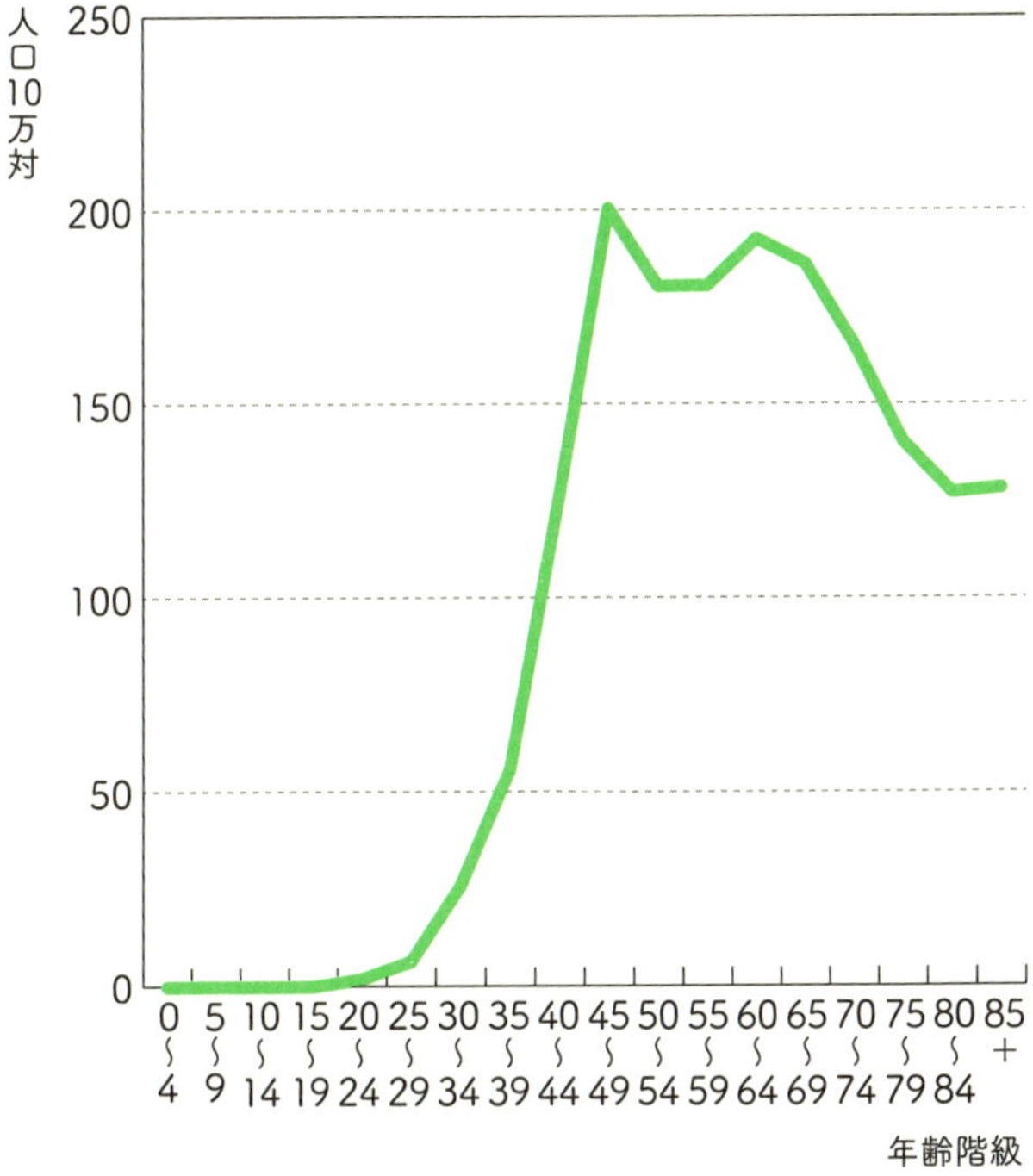

出典:国立がん研究センターがん対策情報センター

閉経後の女性も要注意

最近は、閉経後の女性の乳がんが増加しています。

これは、月経とは関係のないところでエストロゲンが発生しているからだといわれています。

実はエストロゲンは、卵巣だけでなく、体の脂肪組織でもつくられます。

女性でも副腎から男性ホルモンのアンドロゲンが分泌されていて、それが脂肪組織などに分布しているアロマターゼという酵素によってエストロゲンに変換されるのです。

閉経後の年齢では、仕事や家事も一段落して肥満体質になること、また食の欧米化などが原因といえるでしょう。

さらに最近では、エストロゲンと同じ作用を体に引き起こす環境ホルモンの影響も懸念されています。

環境ホルモンとは、体にホルモン作用を起こしたり、反対にホルモン作用を阻害したりする化学物質のことです。

ある種の保存料や制汗剤の成分には、エストロゲンと同じ作用を起こす物質が使われています。

たとえば、昨年ドイツにおいて、ある制汗剤に含まれる成分が脇をそった後の皮膚を通して体に入り、エストロゲンに似た働きを起こして乳がんを誘発するとの報告がありました。

このほかにも、主にプラスチックの原料として使われる「ビスフェノールA（BPA）」にエストロゲン作用があることがわかっていて、これは食品容器や缶詰めの内面塗装に使われていることがあり、容器から飲食物に移行することで摂取する恐れがあります。

厚生労働省食品安全部基準審査課でも、ホームページに「ビスフェノールAについてのQ＆A」を掲載し、とくに乳幼児と妊婦に対して注意を呼びかけています。

これらを含む食品や日用品は、極力使わないほうが身のためです。

A
04

出産経験の有無、回数で、乳がん、子宮頸がんなどのリスクは大きく変わる。40代前後の出産経験がない、あるいは少ない女性は、とくに女性向けのがん検診に力を入れよう。

Q

＼05／

「田舎育ち」と「都会育ち」
ピロリ菌に感染している
のはどっち？

皆さんは、「ピロリ菌」という細菌をご存知でしょうか？

ピロリ菌は、胃にすんでいる細菌です。

ここ最近の研究結果で、ピロリ菌は胃がんと深く関係することがわかりました。

ある研究報告では、「日本人約２８００名を8年間追跡したところ、ピロリ菌感染者からは胃がんが発生したが、ピロリ菌非感染者からは1例も胃がんが発生しなかった」という結果すら出ています。

胃がんについて、かなりの確率でピロリ菌が関与していることは、疑いのない事実といえます。

では、ピロリ菌と胃がんはどのような関係にあるのでしょうか。

これはまず、ピロリ菌の感染によって起きる慢性的な胃炎が原因です。

ピロリ菌は胃酸に溶かされないようにアンモニアを出して胃酸を中和し、自らの周囲にバリアをつくります。

そのバリアが胃壁を傷つけ、炎症を起こすとされています。

それが繰り返されるうちに、ＤＮＡの修復に異常をきたし、がんが発生してしまうのです。

また最近の研究では、ピロリ菌自身が発がん因子を胃壁の細胞に注入している可能性が濃厚になってきました。

日本人のほとんどはピロリ菌感染者!?

日本でのピロリ菌感染率は、50歳以上で70～80パーセントといわれています。**高齢者のほとんどがピロリ菌に感染しているのです。**

この原因の1つとして、この年代の人は、子どもの頃によく井戸水を飲んでいたことが挙げられます。

ピロリ菌は、井戸水などの衛生状態の悪い水に多く存在するからです。

自宅に井戸があることの多い田舎育ちの人は、とくにピロリ菌に感染している可能性が高いといえます。


こういった高齢者のピロリ菌感染率の高さが知られるようになり、最近ではピロリ菌の数を減らす乳酸菌飲料やヨーグルトなども登場してきました。気になって購入している人もいらっしゃるのではないでしょうか。

しかしこれらは、あくまで「食品」です。数を減らす効果があるといわれていますが、完全に除菌できる「薬」ではありません。

そのような食品を毎日摂らなくても、実はピロリ菌はかんたんに除菌できます。かなり強い薬ですが、1週間ほど我慢して飲み続ければ7割ほどの確率で完全に除菌できる抗生物質があるのです。

除菌を希望する場合、まずは病院でピロリ菌検査を受けてください。血液や便から調べる検査、呼気中のアンモニア量で調べる検査、胃の細胞を一部とって調べる胃カメラでの検査などがあり、さほどの苦痛もなく調べることができます。

なお、ピロリ菌は生まれたばかりの赤ちゃんにはいません。

A
05

子どもの頃に井戸水を飲んでいた田舎育ちの人は、ピロリ菌に感染している可能性が高い。なお、ピロリ菌は、比較的かんたんに検査・除菌することができる。

一定の年齢までに口から入ることで感染します。それ以降、実はピロリ菌に感染することはほとんどないのです。

つまり、一度完全に除菌すると、再感染の心配はほぼありません。

ただしピロリ菌を除菌したからといって、まったく胃がんのリスクがなくなるわけではないということは頭に入れておいてください。

たばこや飲酒に起因する胃がんもあります。

ピロリ菌を除菌したとしても、必ず胃がん検診は受けるようにしましょう。

Q
06

ストレスで「胃が痛くなる人」と「吐き気がする人」がんになるのはどっち？

人間、千差万別ですから、ストレスを受けたときに出る症状も人それぞれです。大まかに分けると、胃が痛くなる、下痢をする、吐き気を感じる、便秘になる、頭痛が起きる、発熱する、腰痛や肩こりが出るといったタイプがあります。あるときは胃が痛み、あるときは発熱する、というケースや、一度に全部の症状が出る、といったタイプはあまり見られません。

常に同じような症状が出るというのは、おのおのの体質や性格傾向が影響しているのでしょう。

これらの症状は、体に異常が起きたときに発せられる危険信号です。「がんばり過ぎだから無理しないように、自己コントロールが必要!」というサインといえます。

それを無視してストレスにさらされ続けている場合、まず心配なのが「胃が痛む」タイプです。

ストレスを感じると胃がきりきりと痛むタイプは、胃がんになるリスクが高いといえます。

慢性的な胃炎が繰り返されることで、遺伝子の修復が間に合わず、細胞が異形化してがんになることが考えられるからです。

慢性的な強いストレスは免疫機能を低下させる

ただし、胃痛以外のタイプでも、慢性的にストレスを受けている人は要注意です。

ストレスを受けると、自律神経が乱れ、免疫機能が大きく低下するからです。免疫機能が正常に機能するには、自律神経のバランスが必要です。

自律神経には、交感神経と副交感神経があります。

交感神経は日中活動しているときに優位に働き、副交感神経は夜間やリラックスしているときに働く神経です。

慢性的な強いストレスにさらされ続けると、交感神経優位の状態が続き、免疫機能が正常に働かなくなるのです。

免疫力が低下すれば、風邪をひきやすくなるなどはもちろん、がん細胞に抵抗する力もなくなり、がんを発症しやすくなります。

やはりどんな症状であれ、体が危険信号を発するくらいのストレスが続くようであれば、しっかりと休養をとることが大切です。

A 06

ストレスを受けると胃が痛むタイプは胃がんになる可能性が高い。その他のタイプでも、慢性的な強いストレスは免疫機能の低下につながるため注意が必要。

Q

\ 07 /

「重い花粉症」と「重い生理痛」がんになりやすい体質はどっち？

「重い花粉症」と「重い生理痛」、前者は男女ともに、後者は女性にとって悩みの体質です。

では、双方とがんの関係について確認したいのですが、今回の焦点はそれぞれの「薬」です。

まず、重い生理痛の人は、痛み止めを飲んでいることでしょう。

しかしその薬、一時的に痛みを抑えることはできますが、免疫機能を低下させる恐れがあります。

たとえば、最近薬局でも購入できるようになった『ロキソニン』などに代表される解熱鎮痛剤には、免疫機能を抑える作用があります。

熱や痛みは、体内に侵入してきたウイルスなどの異物を撃退しようとして発生する免疫反応です。

それを抑えるということは、免疫の働きをも抑制することになります。

慢性的に重い生理痛や頭痛がある人が解熱鎮痛剤を飲み続けると、体の免疫機能が低下し、がんはもちろん、さまざまな病気にかかりやすくなることでしょう。

さらに、それらの薬の副作用として起きる胃炎も、ストレス性の胃炎と同様に胃がんにつながる恐れがあります。

解熱鎮痛剤などの強い薬は、空腹時に飲むと胃炎が起こり、ときには胃潰瘍《いかいよう》を引き起こすことすらあります。

服用には十分注意するようにしましょう。

一方で、花粉症の薬もあまりよくありません。

花粉症はアレルギー疾患の1つです。

アレルギーとは、体の免疫機能が過剰に反応している状態。たとえば花粉症の場合、何の害もない花粉を異物と誤認して体から出そうと反応し、鼻水や涙などが大量に出るのです。

このとき、**アレルギー反応を抑えることは、やはり免疫機能を抑えることにつながります。**

A
07

生理痛などのときに飲む痛み止め、花粉症などのアレルギーを抑える薬は、どちらも免疫機能を低下させる。

花粉症薬のほかにも「ステロイド剤」「抗リウマチ薬」などにも免疫抑制作用があるので注意してください。

薬は、一時的に痛みや症状をやわらげる一方で、実は体の免疫機能までを抑えてしまいます。

どうしても我慢できない場合はしかたがないとしても、あまりに気軽に飲んでいては、長い目で見れば、さまざまな病気を引き起こす可能性があると心得ましょう。

Q
\ 08 /

「口臭がひどい」と「急に食の好みが変わった」胃がんの初期症状はどっち？

実は、どんな場所にできるがんであっても、初期の自覚症状はまったくといっていいほど現れません。

がんが進行し、周囲の組織を損傷しはじめると、さまざまな症状が出てきますが、そのときはもう手遅れ。すでに末期がんというケースも多く見られます。そうならないためにも、早期発見・早期治療が大切なのですが、検診以外にできるセルフチェックはあるのでしょうか。

この点、極端な自覚症状はなくても、体が危険シグナルを発していることは少なくありません。

たとえば、すい臓がんや肝臓がんは初期にまったく症状が出ないことで有名ですが、それでも、「これまでよりお酒が飲めなくなった」「酔いがまわるのが早くなった」といった状態は、体が発している危険シグナルともいえます。

そのほかにも次のようなケースは、がんを知らせる体の危険信号であることが多いです。

□酔いがまわるのが早くなった↓すい臓がん、肝臓がん
□急に食の好みが変わった（塩辛いものが食べたくなくなるなど）↓胃がん
□たばこをあまり吸いたくなくなった↓肺がん
□便から常に悪臭がする↓大腸がん

なお、末期がんなどの症状が進んだ状態では、次のような症状が出ることがあります。

□口臭がひどい↓胃がん
□鉄さび色、真っ赤な痰が出る、咳が続く↓肺がん
□赤黒い便が出る↓大腸がん
□胸にしこりがある↓乳がん
□血尿が出る↓腎臓がんなど
□ものを飲みこむときに違和感がある↓食道がん

□真っ白な便が出る、オレンジ色、赤茶色の尿が出る↓胆のうがん

このように、体が発するシグナルに敏感になることも大切です。**これまでの自分の体質がふと変化したとき、もしかするとそれは、がんの初期症状かもしれません。**

心配し過ぎて損をすることはないので、少しでも気になることがあれば、胃カメラを入れてみる、胸部X線を受けてみる、と対応する検査を受けてみるのも悪くないでしょう。

A 08

ほとんどのがんには、初期の自覚症状がない。しかし、本人にしかわからない体質の変化ががんの早期発見につながることは往々にしてある。日頃の自分の体質の変化にも十分気を配ろう。

第2章

「がんと食」のどっち？

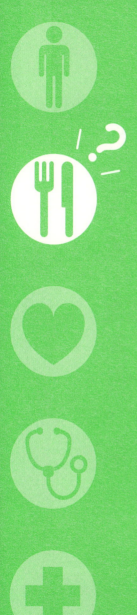

Q

＼09／

「こげた焼き魚」と「ステーキ」がんを引き起こすのはどっち？

「フィッシュ　オア　ビーフ？」

そう聞かれたら、あなたはどっちを選びますか？

最近では食生活の欧米化が進み、一昔前のように魚中心ではなく、肉中心の食生活の人が増えています。

しかしこれは、「がん」の観点からすると、あまりよろしいことではありません。

肉を消化するときに腸内環境が悪化し、その結果、大腸がんを引き起こす可能性があるからです。

ここ十数年、大腸がんの死亡率は右肩上がりですが、間違いなく食生活の欧米化と関係があるでしょう。

では、なぜ肉の消化が腸内環境を悪化させるのでしょうか？

もしそれが本当であれば、アメリカ人はみんな大腸がんになるはずです。

実は、アメリカ人の腸内細菌が日本人のものとは違うことが、そうならない一因とされています。

各生物が持っている腸内細菌は、その生物の生活や環境によって変わるのです。たとえば、日本人の腸内細菌には海苔《のり》を消化する細菌がいるとされています。しかしアメリカ人にはそれがなく、海苔を食べても消化できないことが最近の研究でわかっています。

他の生物と比べると、たとえばヤギは、人間には消化できない繊維質を食べて生きていますが、これはヤギの消化管に繊維質（セルロース）を分解する腸内細菌がたくさんすんでいるからです。

アメリカ人もまた、もともとの肉中心の生活に合った腸内細菌を持っているので、肉を食べてもうまく消化できるのです。

日本人の場合は、何千年も前から食べ続けてきた米・魚系統に特化した腸内細菌になっていますから、動物性の肉や脂肪は分解しにくいといえます。

なお、「こげた焼き魚」については、「こげ」の発がん性にスポットが当てられるでしょう。
こげの発がん性はゼロではありませんが、普通に生活する上で口にする量であれば、それほど心配しなくても大丈夫です。

なぜ肉を食べるとウンチが臭くなる？

肉ばかりを食べていると、腸内の悪玉菌が増えることも知られています。赤身肉を大量に食べるとウンチが臭くなりますが、これは「クロストリディウム」という悪玉菌が増えるからです。

実は、このクロストリディウムのつくる物質に発がん性があるといわれています。

このため、腸内を善玉菌優位の環境にするために、「プロバイオティクス（ビフィズス菌やラクトバチルス・カゼイ・シロタ株などの善玉菌の総称）」に注目が集まっています。

牛肉食のみを摂らせたラットと、牛肉食とプロバイオティクスをいっしょに摂らせたラットを比べた実験では、牛肉食のみのラット77パーセントに発がんが確認できたのに対し、後者ではその確率が40パーセントに低下したという実験結果もあります。

肉中心の食生活の人は、ヨーグルトを摂るようにすると、がんリスクを下げることができるかもしれません。

A 09

日本人の腸内細菌では肉を消化しづらいため、腸内環境が荒れ、大腸がんのリスクが高まる。また、赤身肉を食べ続けると腸内の悪玉菌が増え、これも大腸がんを引き起こす。

Q
\ 10 /

「ピーナッツ」と「おかき」
強い発がん物質が
含まれるのはどっち？

発がん物質とは、その名の通り「がんを誘発する化学物質」です。食品の場合、食品自体に付着していたり、添加物として含まれていたり、調理する過程で生成されたりします。

たとえば、表題にあった「ピーナッツ」と「おかき」では、ピーナッツ（海外産の輸入品）に強い発がん物質が付着している可能性があります。ピーナッツをはじめ、アーモンドやカシューナッツ、ヘーゼルナッツ、クルミなどのナッツ類に付着するカビには「アフラトキシン」という発がん物質が含まれます。

カビがつくり出す代謝産物のうち、人や動物に対して有害な作用を示す化学物質のことを総称してカビ毒と呼んでいますが、**アフラトキシンはその代表格といってもよいほど強力な発がん物質なのです。**

一方のおかきについては、「こげが心配」という程度でしょうが、前述した通り、そこまで心配する必要はありません。

そのほかにも、燻製《くんせい》食品については注意が必要です。

燻製は煙でいぶして独特の風味を醸し出していますが、煙やススの中には多くの発がん物質（ベンツピレン、ベンツアントラセンなど）が含まれています。

また、煙の主成分はタールです。

つまり、たばこでいぶしているようなもので、タール系の発がん物質が多く含まれていることも考えられます。

実際にいぶしていない安価な燻製食品についても、燻製液というたばこの吸い殻が溶けたような液に浸けてつくることがあり、避けたほうがいいでしょう。

調理法が発がん物質をつくる

食品自体ではなく、その調理法によって発がん物質が生まれることもあります。

たとえば、「アクリルアミド」という発がん物質は、炭水化物を多く含む食材を１２０度以上の高温で揚げたり焼いたりすると生成され、市販の加工食品（ポテトチップ、フライドポテト、クッキーなど）だけでなく、家庭で加熱調理する際にも生成されます。

ヨーロッパでは、欧州食品安全機関（ＥＦＳＡ）を通して、２００５年にはすでに、「アクリルアミドはがんリスクを増やす可能性がある」として、調理法の工夫を消費者に呼びかけています。

ただし、揚げ物や焼き物を食べないことはできませんし、食事において完全に発がん物質を避けることは困難です。

絶対に口にしないことを目指すよりは、「悪いと知っているものは極力避ける」「同じものばかりを食べ続けない」「調理法を含めてバランスのとれた食事を心がける」といったことを実践するだけで、がんのリスクは大きく下がるはずです。

A 10

ピーナッツに付着するカビには「アフラトキシン」という強い発がん物質が含まれる。ただし、このような発がん物質を含む食品は多く、すべてを避けることは困難なので、極力避ける、バランスのとれた食事でリスクを回避することが大切。

Q
11

「ソーセージ」と「ハム」発がん性の高い添加物を含むのはどっち？

ソーセージとハム、実はどちらもオススメできません。

「無添加」「無塩せき」と表示されているもの以外は、どちらにも発がん性の高い添加物「亜硝酸ナトリウム」が含まれているからです。

亜硝酸ナトリウムは、食品の黒ずみを防ぐための発色剤として使用される添加物です。

毒性が強く、厚生労働省で使用量を制限していますが、制限内であっても、魚卵、食肉などに多く含まれる「アミン」という成分に反応し、発がん物質に変化する可能性があるので注意が必要です。

その他の添加物では、砂糖の代わりに使用する合成甘味料（アスパルテーム、スクラロース、アセスルファムカリウム、サッカリンなど）にも注意が必要です。実はこのうちの「アスパルテーム」は、脳腫瘍や白血病の原因となる可能性があると研究者から指摘されています。

また、「スクラロース」は肝臓や腎臓に悪影響があり、「アセスルファムカリウム」は発がん物質の塩化メチレンを含んでいて、長期的な使用は控えたほうがいいといわれています。

さらに「サッカリン」は、発がんリスクの懸念から多くの先進国で使用が激減している甘味料です。

しかし、アスパルテーム、アセスルファムカリウム、スクラロース、サッカリンのすべてが、日本では食品添加物としての使用が認可されています。

日本では、依然として加工食品や歯磨き粉などに使われ、ガム、飴、ゼリー、チョコレートなどの菓子類、清涼飲料水などにも添加されているのです。

合成甘味料を含む食品を選ぶ場合は、このようなリスクを十分に理解した上で選択することをオススメします。

また、清涼飲料水や食品に赤や緑といった色をつける「着色料」も要注意です。

着色料のうち、タール系色素（赤色3号、緑色3号、青色1号、黄色4号など）に強い発がん性が認められています。

ほかにも、多くの発がん性の高い食品添加物が、加工食品を製造する過程で使用されています。

私たちは、知らず知らずのうちにそれらを口にしています。

ひとつひとつをチェックすることはめんどうかもしれませんが、毎日それらを食べ続けると、がんのリスクが上がることはいうまでもありません。

私たちは毎日何かしらを食べるわけですから、しっかりと食品の原材料表示を確認することも大切なのです。

なお、パッと見てあまりに原材料表示の文字数が多い場合、その段階で、その食品は避けたほうがいいでしょう。

トクホでも安全ではない

前著、『長生きするのはどっち？』では、「特定保健用食品（通称トクホ）＝安全」は大きな誤解であるとお伝えしました。

このことは、添加物についても同様です。

たとえば、2011年1月、アメリカのカリフォルニア州で、コーラに入っている添加物「カラメル色素」に含まれる「4-メチルイミダゾール（4-MI）」が発がん物質リストに追加されましたが、キリンビバレッジが販売しているトクホ飲料『メッツコーラ』にも同様の4-MIが含まれていることがわかり、同社はそれを認めています。

さらにメッツコーラには、規制の厳しいカリフォルニア州の1日当たりの許容限度量の4～5倍が1本に含まれていました。

この製品は消費者庁によって特定保健用食品と認定され、「お食事の際に1本1日1回を目安にお飲みください」と勧められています。

健康のためにと、毎日同じトクホ食品を摂取しているような人は、その添加物について、発がん性の有無を一度調べておくとよいでしょう。

下手をするとそのトクホ食品は、健康効果を補填《ほてん》しながらがんのリスクを高める〝諸刃の剣〟かもしれません。

A 11

無添加でないソーセージとハムには、発がん性の高い添加物「亜硝酸ナトリウム」が含まれる。また添加物の多くは、発がんリスクがあるため、食品の原材料表示をチェックすることが大切。

Q
12

「干物」と「ケーキ」
がんを誘発するのは
どっち？

「干物」と「ケーキ」と聞くと、断然、ケーキのほうが体に悪そうです。

しかし実は、「干物」のほうが、がんになりやすいといえます。

これは、「調味料」の問題です。

実はがんにおいて、圧倒的に問題となる調味料は「塩」です。

塩分が高血圧に悪いという知識は皆さん持っているでしょうが、実はがんにも悪いのです。

厚生労働省も、塩漬けにした魚や干物、たらこなどの塩蔵食品をたくさん食べる人は、胃がんだけでなく、がん全体のリスクが高まるとの研究結果を公表しています。

国立がん研究センターの調査でも、男性では、食塩摂取量が高いグループは胃がんリスクが明らかに高く、最も少ないグループの約2倍になっています（左図参照）。

さらに、日本の塩分濃度の高い食品には、味噌汁、漬物、塩蔵魚卵（たらこ、いくらなど）、塩蔵魚介類（目ざし、塩鮭、干物、塩辛、練りウニなど）など

男性における食塩摂取量と胃がんリスク

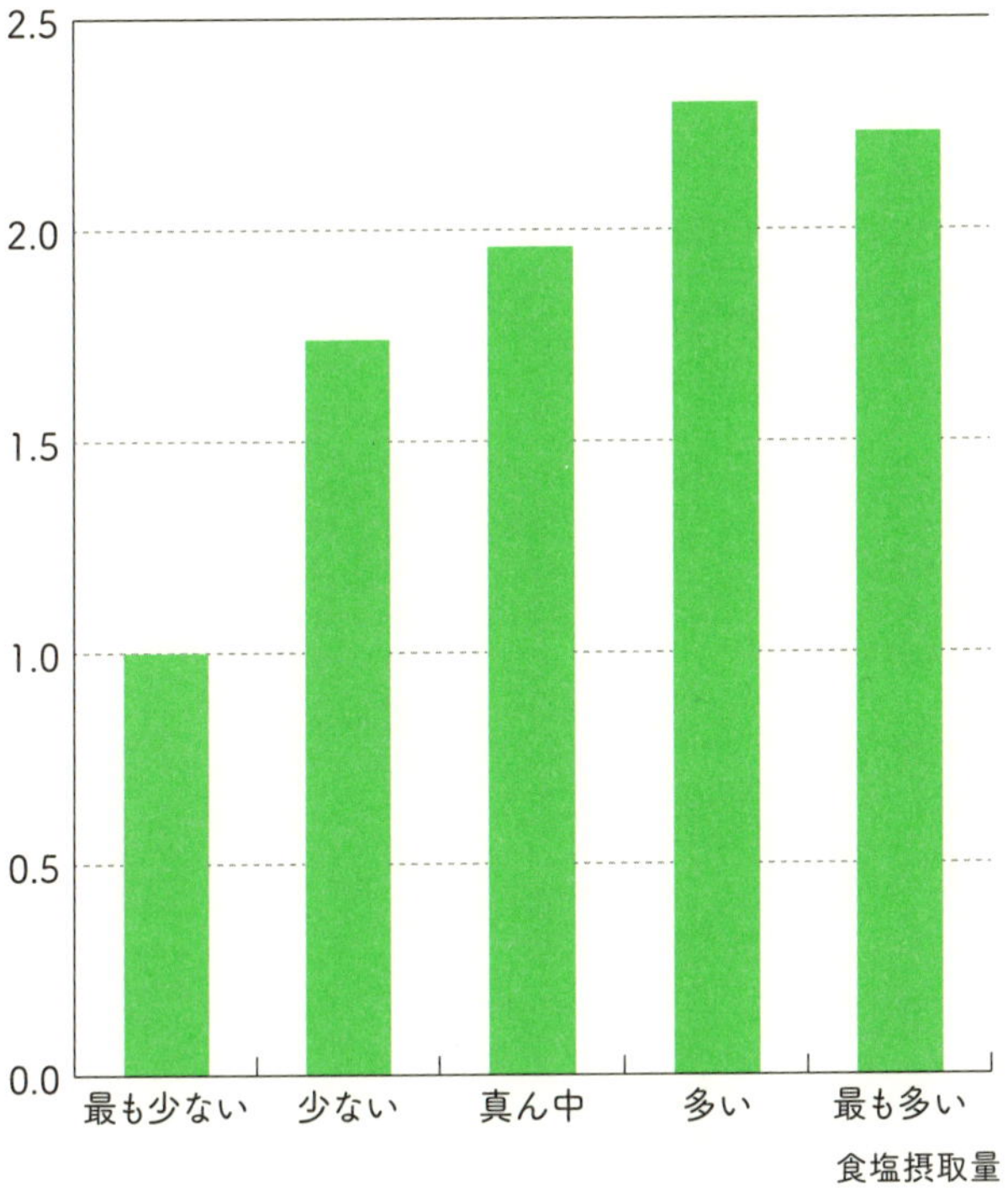

出典:国立がん研究センターがん予防・研究センター 予防研究グループ

がありますが、それぞれの食品について摂取頻度別に胃がんリスクを比べた調査では、**ほとんどすべての食品で、摂取回数が増えるほど胃がんリスクが高くなったそうです。**

このように、塩と胃がんは明らかに深い関係にあるといえます。

では、いったいなぜでしょうか？

それは、塩の刺激の強さにあります。

皆さんは、目に塩が入ったことがあるでしょうか。

海水が目に入ったという経験でもかまいません。

そのとき、とても痛くなかったでしょうか？

これは、塩の刺激の強さを示しています。**塩が激しく細胞を傷つけるから、あれだけ痛いのです。**

このような高刺激のものを、毎日胃の中に入れることを想像してみてください。胃壁を荒らして、ついにはがんになることも頷けるのではないでしょうか。

ちなみに、世界保健機関（ＷＨＯ）の食塩摂取目標は1日5グラムですが、

２０１２年の日本の成人１日当たりの食塩平均摂取量は、男性で11・３グラム、女性で９・６グラムです。

それなのに、厚生労働省が２０１４年３月に発表した「日本人の食事摂取基準（２０１５年版）策定検討会」の報告書では、18歳以上の男性は１日当たり８・０グラム未満、18歳以上の女性は１日当たり７・０グラム未満が目標量として定められています。

世界基準に比べてずいぶん高い設定です。

それだけ日本人は、塩とかかわりのある食生活をしているということですから、なるべく減塩を心がけましょう。

砂糖はカルシウム泥棒

一方で、「ケーキ」もオススメできません。

ここでは、砂糖（精製過程でビタミンやミネラルなどの微量栄養素が失われた白砂糖）とがんについて述べます。

人間の体は基本的に弱アルカリ性ですが、酸性食品の雄といえる白砂糖が体内に入ると、中和のために多量のミネラル分が使われます。

このとき、最も多く消費されるのがカルシウムです。

その結果、骨、歯、血管がもろくなり、脂肪の体内吸収を阻止するカルシウムの働きも損なわれて、肥満、糖尿病、心臓病につながります。

さらにカルシウムには、胃がんや大腸がんの発生・増殖を抑える効果があるとされているので、カルシウムが不足すればするほどがんは発生しやすくなります。

やはり塩分同様、糖分もほどほどにしておくに越したことはないのです。

A 12

干物などの塩分の強い食品は、胃がんリスクを高めるので要注意。ケーキについては、白砂糖が体内のカルシウムを奪うため、がんリスクを高める可能性がある。

Q
13

「ワインをグラス1杯」と
「ウイスキーダブルを1杯」
がんになる飲酒量はどっち？

お酒を飲む人には4つの発がんリスクがつきまといます。

1つは、アルコール度数の強いお酒による粘膜刺激から起こるがんです。ウォッカやテキーラなど、アルコール度数が40度以上のスピリッツ（蒸留酒）では、首から上の上部消化管の粘膜を荒らすことになり、口腔がん、舌がん、咽頭がん、食道がんなどの発がんリスクが高まります。

2つ目は、大量の飲酒による肝臓がんのリスクです。私たちが飲んだお酒は胃から腸に入り、小腸から吸収され、最終的に肝臓に行って分解されます。

少量の飲酒であれば問題ないのですが、低い度数のアルコール類でも、毎日大量に飲んでいれば肝臓への負担が大きくなり、アルコール性肝炎から肝硬変、そして肝臓がんへと進みます。

3つ目は、アルコール性すい炎からすい臓がんを引き起こすリスクです。お酒を飲んだあくる日に下痢をする人は要注意。アルコールによってすい炎が起きている可能性があります。

慢性的な下痢の人が、お酒を3日やめただけでケロッと治る場合も、アルコール性すい炎や、すい臓に石ができるすい石症の疑いがあります。

これを繰り返していれば、すい臓がんのリスクが高まることはいうまでもありません。

もう1つ、**大腸がんもまた、飲酒によってリスクが高まるがんの1つです。**

国立がん研究センターの調査によると、男性ではアルコール摂取量が日本酒にして「1日平均1合以上2合未満」の人は、飲酒をしない人に比べて大腸がんの発生率が1・4倍となっています。

「1日平均2合以上」の人にいたっては2・1倍です。

※日本酒1合（180ミリリットル）と同じアルコール量は、ビールで大瓶1本、ワインでグラス2杯、ウイスキーダブルで1杯が、だいたいの目安です。

この結果から、もし1日平均で1合以上飲酒する人がいなかったとしたら、男性の大腸がんの約24パーセントは予防できたはずだと試算しています。

お酒がなぜ大腸での発がんを促すかというと、アセトアルデヒドという成分が原因です。

お酒に含まれているアルコール（エタノール）は分解されてアセトアルデヒドになります。

これは顔が赤くなる、気分が悪くなる、頭痛がする、などの原因とされる物質です。

このアセトアルデヒドが分解される際に出る活性酸素によって、腸内細胞の核酸（ＤＮＡ）をつくるのに必要な葉酸という物質が壊されてしまい、ＤＮＡの合成や傷ついたＤＮＡの修復がうまく行かず、がんになりやすくなるというわけです。

一方で、1日に15ミリリットル程度以下のアルコール（日本酒0・5合相当）

を飲む人は、まったく飲まない人に比べてがんの死亡率が下がるというデータがあります。

全死亡率も下がるので、少量のお酒は「百薬の長」といえるでしょう。

A 13

毎日、ウイスキーダブルを1杯以上、ワインをグラス2杯以上、ビールを大瓶1本以上飲むような飲酒習慣は大腸がんのリスクを高める。

Q

14

「毎日生キャベツ」と「毎日トマトジュース」がんを予防する食習慣はどっち？

ここまでは、食における発がん物質など、がんを引き起こすものについてスポットを当ててきました。

では反対に、がんを予防するものはあるのでしょうか。

食生活が偏りがちな現代では、サプリメントを服用している人も多いはずです。健康のためにと、毎日同じサプリメントを飲み続ける人もいるでしょう。

しかし、サプリメントはオススメできません。

下手をすると、がんを誘発する可能性があるからです。

たとえば、鉄分が不足しているからと鉄剤を飲むとします。

1、2回の服用であれば内臓に負担がかかるほどではありませんが、**常習的に長い間飲み続けると、体で利用されない鉄分が肝臓にたまり、鉄肝症を発病し、肝臓がんのリスクを高めてしまいます。**

その他の栄養素でも、βカロチンの過剰摂取は大腸がんを予防しないだけでなく肺がんのリスクになるとか、ビタミンEのサプリメントを多量に摂ると、心疾患のリスクになるなどの研究結果が次々と発表されています。

このように、あなた自身の判断で、「アンチエイジングにいいからビタミンE」「貧血の予防に鉄剤」とサプリメントを摂り続けると、過剰摂取によってある部位に負担をかけ続けることになり、がんを引き起こすことになりかねません。

では、だれもが健康にいいという印象を持つ野菜や果物はどうでしょうか。確かに野菜・果物の持つ成分は、がんなどの生活習慣病の予防につながるさまざまな作用を持つことが明らかにされています。

1990年には、アメリカ国立がん研究所が「デザイナー・フーズ・プログラム」を計画し、600種類ものがん予防の可能性のある食品やその食品成分をリストアップしています。

その中でも、がん予防効果が高いと思われる約40種類の食品をピラミッド状に3段階にランク付けして発表した**「デザイナー・フーズ・ピラミッド」**が左図です。

ではこれらのうち、たとえば効果の高い「キャベツ」を毎日食べ続けたり、

デザイナー・フーズ・ピラミッド

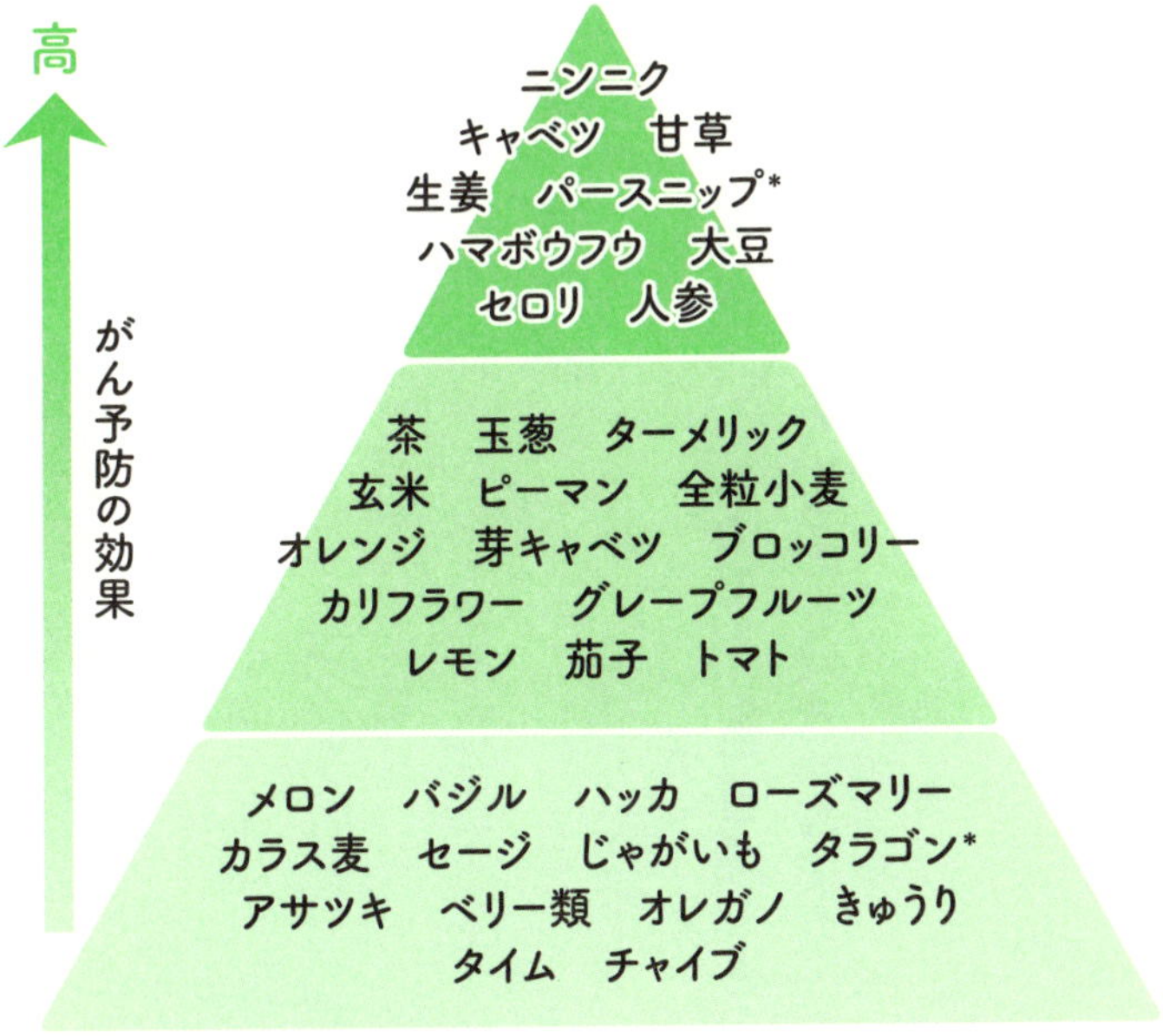

＊パースニップ：白人参
タラゴン：ハーブの一種

「トマトジュース」ばかりを毎日飲んだりすればいいのでしょうか？

――それではサプリメントの二の舞です。

日本人は「これがいい」というと、すぐに毎日同じものばかりを食べ続けてしまいますが、何事もバランスが大切。

健康にいいからと同じものを摂り続けるようなことはせず、バランスのとれた食生活を目指しましょう。

A
14

どれだけ健康にいいものでも、毎日同じものを食べ続けることはリスクが伴う。「よいものをバランスよく」を考えた食生活を心がけよう。

Q

15

放射能汚染の「危険」と「大丈夫」信用すべきはどっち？

東日本大震災による福島の原発事故で、食の放射能汚染に対して敏感になっている人も多いと思います。

では、「まだまだ危険だ」という意見、「安全だから食べてよい」という意見、どちらを信じればよいのでしょうか。

この点については、ハッキリと断言できません。いずれの主張も、それを裏づけるデータがないからです。

私個人の意見としては、まだ危険性がありそうな食べ物、もう大丈夫だろうという安全な食べ物、両方があると考えています。

しかし、いまだに科学的な検証が進んでいない現状では、無責任にそれらを伝えることはできません。

そこでここでは、皆さんご自身で情報を集めて判断していただくために、内部被ばくや放射性物質の基本的な知識を伝えたいと思います。

まず、「被ばくって何?」という人もいるのではないでしょうか。

かんたんにいえば、放射線を浴びることを「被ばく」と呼びます。被ばくすると、細胞中のＤＮＡの一部が傷つき、遺伝子が変異することがあります。その変異した細胞がそのまま増殖し続けると、がんの発生へと進んでいくのです。

被ばくには2種類があり、**体外にある放射性物質から放射線を浴びることを「外部被ばく」、放射性物質を空気や水、食べ物といっしょに体に取り込み、体の内側から放射線を浴びることを「内部被ばく」といいます。**

外部被ばくについては「医療放射線」との関係が問題となりますが、こちらは4章で触れたいと思います。

ここでは、福島の原発事故によって皆さんが気になっている食べ物などによる内部被ばくについて考えていきましょう。

では、なぜ内部被ばくが起こるのでしょうか。

まず、原発事故により、多くの放射性物質が放出されました。

「ヨウ素」「セシウム」「ストロンチウム」などです。

この中には、「ヨウ素」のように、数カ月でほとんどが自然に減衰していくようなものもあります。

しかし、「セシウム」「ストロンチウム」のように、放射能の強さが半減するのに30年近くかかるものもあります。

問題となっているのは、これら減衰に時間のかかる放射性物質です。

それらに汚染された土地で育った野菜などは、汚染された土から放射性物質を取り込んでしまうため、それを食べると体内に放射性物質が入り、長く1か所にとどまってがんなどの病気を誘発します。

なぜ1か所にとどまるかといえば、体が必要な物質と勘違いするからです。

これは元素周期表を見るとわかります。

元素周期表の縦列は、似た性質の元素が並びます。

セシウムの上を見ると、必須ミネラル元素であるカリウムやナトリウムがあります。

必須ミネラルと放射性物質の関係

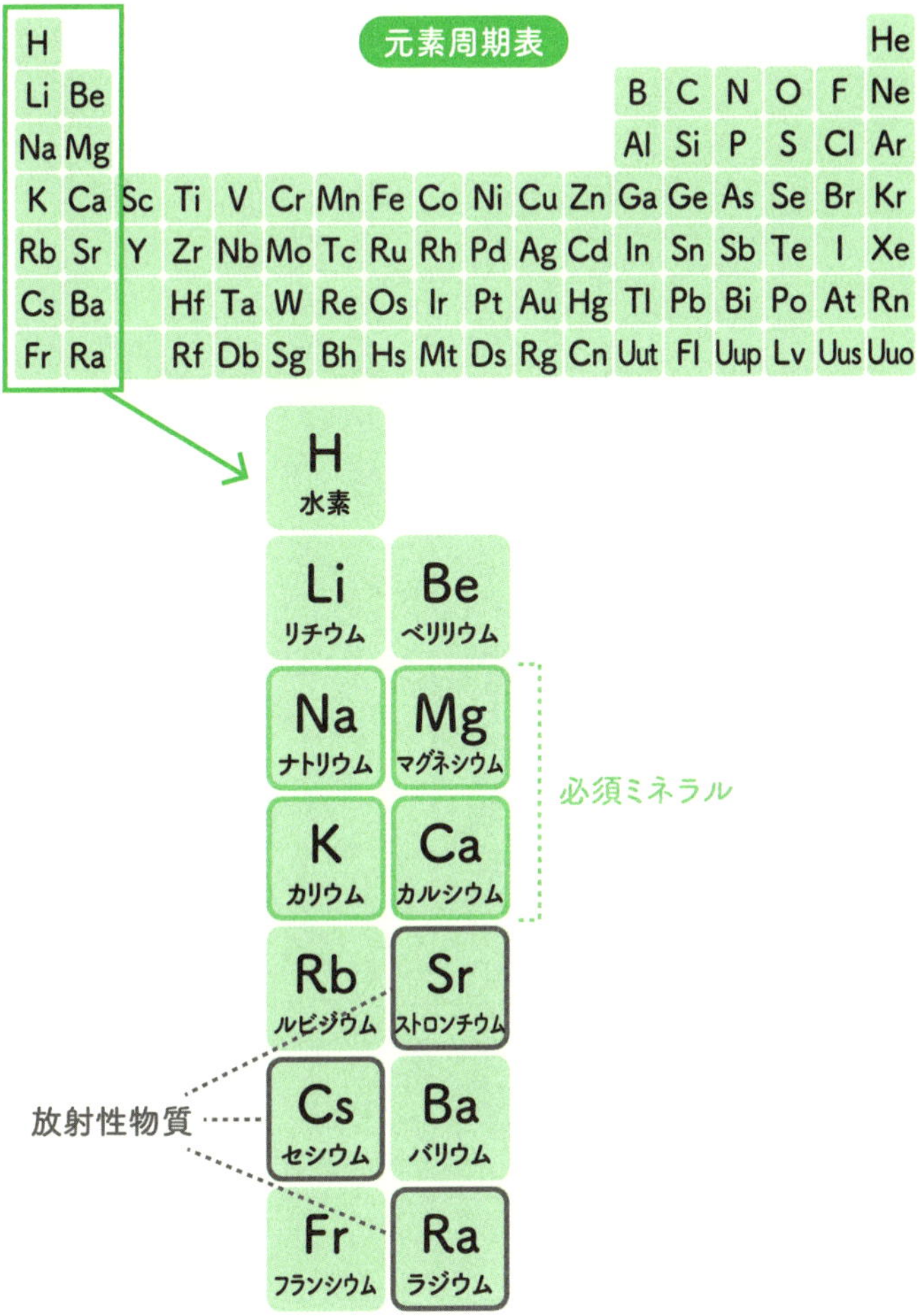
元素周期表
H He
Li Be B C N O F Ne
Na Mg Al Si P S Cl Ar
K Ca Sc Ti V Cr Mn Fe Co Ni Cu Zn Ga Ge As Se Br Kr
Rb Sr Y Zr Nb Mo Tc Ru Rh Pd Ag Cd In Sn Sb Te I Xe
Cs Ba Hf Ta W Re Os Ir Pt Au Hg Tl Pb Bi Po At Rn
Fr Ra Rf Db Sg Bh Hs Mt Ds Rg Cn Uut Fl Uup Lv Uus Uuo
H 水素
Li リチウム
Be ベリリウム
Na ナトリウム
Mg マグネシウム
K カリウム
Ca カルシウム
Rb ルビジウム
Sr ストロンチウム
Cs セシウム
Ba バリウム
Fr フランシウム
Ra ラジウム
必須ミネラル
放射性物質

ラジウムやストロンチウムの上には、カルシウムやマグネシウムがあります。そこで体が、セシウムをカリウムやナトリウムと勘違いして腎臓や肝臓に、ラジウム、ストロンチウムをマグネシウムやカルシウムと勘違いして骨などに取り込んでしまうのです。

こうして放射性物質がある部位に集まってとどまるので、微量の放射線でもその箇所のリスクがグンと高まるわけです。

その結果、セシウムでいえば腎臓・肝臓がん、ラジウムやストロンチウムでいえば骨のがんや骨髄性白血病などにかかる可能性が出てきます。

——いかがでしょうか。

放射能汚染による内部被ばくについて理解できたでしょうか。

今、世の中には放射能汚染に関するさまざまな情報があふれています。

しっかりと情報を収集し、その上で自ら取捨選択することをオススメします。

A 15

放射能汚染については、「大丈夫」「危険」ともに断言できない。被ばくや放射性物質の知識を持って、情報収集、取捨選択するようにしよう。

第3章

「がん習慣」のどっち？

Q
16

「1日10本を40年間」と
「1日40本を5年間」
肺がんリスクの高い
喫煙者はどっち？

健康と喫煙の関係を表す指数で、「ブリンクマン指数」というものがあります。

これは、「1日の喫煙本数×年数」で表されます。

たとえば、1日10本を10年間吸っている場合、その指数は「10×10＝100」です。

この数値が「400～600」の人は、非喫煙者の4・9倍の割合で、肺がんによる死亡率が高いという数字が出ています。

つまり表題のケースでは、前者は「10本×40年間＝400」、後者は、「40本×5年間＝200」となります。

後者のほうが1日に吸っている本数は多いですが、肺がんになるリスクは前者のほうが高くなるのです。

なお、ブリンクマン指数は累積毒なので、禁煙しても減ることはありません。

たばこによるがんリスクは「肺がん」だけではない

ブリンクマン指数は、主に「肺がん」に対する指数です。

それ以外の喫煙が原因となるがんについては、指数が低くても吸い続けることによってリスクは高まります。

では、肺がん以外の喫煙によるリスクにはどのようなものがあるでしょうか。

1つは「煙」によるがんリスクです。

鼻の粘膜、唇、舌、口腔内、咽頭、喉頭、食道など、たばこの煙が粘膜を傷つけることによってがんが起こります。

もう1つは「唾液」によるがんリスクです。

たばこを吸ったときの唾は、吸い殻入れの水と同じようにタールでいっぱい。その唾液を飲み込めば、胃がんや大腸がんになる可能性が高くなることは疑いようがありません。

さらにがんリスク以外でもう1つ、循環器の専門医として述べておきたいのが、たばこから発生する一酸化炭素によるリスクです。

一酸化炭素は心臓や脳の血管を収縮させるので、たばこを吸うことで、心筋梗塞《こうそく》、脳梗塞が起きる可能性があります。

喫煙に関係する主ながんとその危険度

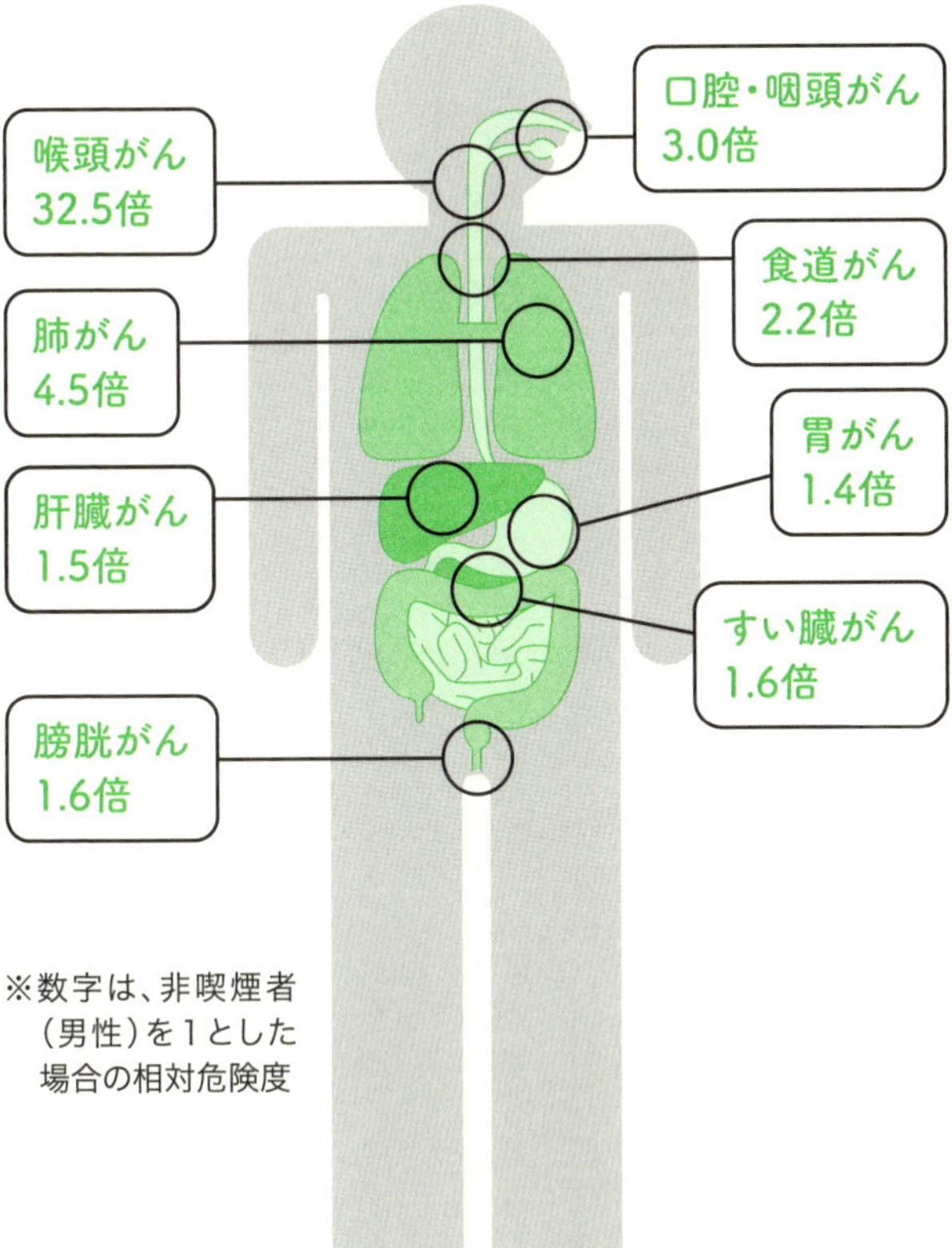

※数字は、非喫煙者（男性）を1とした場合の相対危険度

出典：Hirayama,T.:Life-style and mortality,a large-scale census-based cohort study in Japan,Karger,1990

これら3つのリスクは、禁煙によって回避できます。

これまで累積された喫煙による肺がんリスクを打ち消す免罪符はありませんが、禁煙によって避けられるリスクもあるのです。

副流煙で肺がんは本当？

「喫煙習慣のない女性が、夫がヘビースモーカーのために肺がんで死亡した」この場合、本当に副流煙が原因なのでしょうか。

これを説明するとき、まずは肺がんの種類の説明が必要となります。

一口に肺がんといっても、その種類は次の4つに分けられます。

- **腺がん**…日本において最も発生頻度が高い肺がん。肺の末梢に発症するケースが多い。喫煙との関係は薄く、非喫煙者にも多く発症する。
- **扁平上皮がん**…肺の中心にある太い気管支にできることが多い。喫煙と深いかかわりがあるとされている。

●**小細胞がん**…喫煙とのかかわりがとくに強いとされる。転移スピードが速い。
●**大細胞がん**…わかりやすい特徴がなく、まだ解明されていない部分も多い。肺がんになる人の数パーセントにしか見られない珍しいがん。

このように、たばことの関連性が高いがんは「扁平上皮がん」と「小細胞がん」です。

一方の腺がんと大細胞がんは、たばことの関係は薄いといわれています。先ほどの肺がんとなった女性が腺がんや大細胞がんだった場合、副流煙との関係はあまりないといえます。

しかし実際は、扁平上皮がんなど、たばことの関連性が高い種類の肺がんであるケースも往々にしてあるのです。

喫煙習慣のある家の犬が肺がんで死んだという笑えない話もあるので、喫煙者は、家族になるべく害のないような場所で吸うようにしたほうがよいでしょう。

A
16

たばこによる肺がんリスクは累積指数なので、たとえ禁煙しても、これまで積み重ねたリスクをゼロにすることはできない。ただし、その他のがんや疾病のリスクは、禁煙することで回避できる。

Q
17

「日傘をさす」と「日焼け止めを塗る」皮膚がんになる習慣はどっち？

「太陽からの紫外線を浴びると、皮膚がんになる」

これは、正しい情報です。

紫外線を浴びると、皮膚の細胞の遺伝子が傷つきます。

遺伝子の傷は通常2日ほどで修復されますが、このときに遺伝子のプログラムが誤って修復されることがあり、皮膚がんになることがあるのです。

紫外線を浴びた遺伝子の中のチミンダイマーという物質が、細胞を異形化し、皮膚がんの大きな原因になるとされています。

また美容面では、「肌の色が黒くなる」「長年大量に浴び続けることによってメラニンが過剰につくられ、シミやそばかすとなる」といったことも懸念されます。

女性の方はとくに、これら美容面を気にして、日傘をさす、帽子をかぶる、日焼け止めクリームを塗るといった対策を習慣にしている人も多いでしょう

しかしこれらの対策の中で、「日焼け止めクリーム」はオススメできません。

なぜなら、ほとんどの日焼け止めクリームは、それ自体に皮膚がんを起こす

成分が含まれるからです。

皆さんは、市販の日焼け止めクリームのほとんどに、「酸化チタン」という成分が使われていることをご存知でしょうか？

酸化チタンとは、紫外線に反応して活性酸素を発生する成分です。

その強力な酸化力は、自然にキレイになるペンキとして外壁に塗られる「光触媒塗料」に使用されるほどです。

活性酸素を出すものを皮膚に直接塗る――。

発がん性があることは、十分理解できるのではないでしょうか？

WHOも、酸化チタンに「発がん性の可能性がある」と指摘しています。

また、酸化チタンと同様に、化粧品や日焼け止めクリームに入っている成分でナノ粒子となった酸化亜鉛についても、DNAを傷つけ、発がんの恐れがあることが指摘されています。

最近はこれらの問題が知られるようになり、自然化粧品のメーカーなどで、酸化チタンや化学化合物を不使用としたUVケア製品が販売されるようになりました。

どんな成分が使われているか、注意深く見きわめる必要があります。

なお、紫外線の強さは6～8月がピークですが、注意したいのは春先です。冬の乾燥で肌が弱っているところに、急に紫外線が増えるからです。日傘や帽子で、しっかりと紫外線対策を講じましょう。

A 17

ほとんどの市販の日焼け止めクリームには、皮膚がんを誘発する成分が含まれる。紫外線対策には、日傘、帽子などをうまく利用しよう。

Q

18

「ランニング」と「ウォーキング」がんに対する免疫を下げるのはどっち？

「毎晩、ランニングをしている」
「毎朝、ウォーキングをしている」
「週末は、テニスを楽しんでいる」

健康のために、習慣的に運動やスポーツを行っている人も多いでしょう。

しかし、**ランニングやテニスなどのスポーツについては、がんを抑制するNK（ナチュラルキラー）細胞の活性を低下させる恐れがあります。**

NK細胞とは、免疫細胞の仲間です。

体内をパトロールしながら、がん細胞やウイルスに感染した細胞を見つけると攻撃してくれる、優秀なボディーガードです。

実はこのNK細胞の働きは、激しい運動のストレスによって低下してしまうことがわかっています。

たとえば、2時間半のランニング後にNK細胞の活性が50～60パーセント低下したという報告もあるようです。

激しい運動を毎日続けるアスリートたちがよく風邪をひくのも、これが大きくかかわっているのかもしれません。

激しい運動は体の免疫力を低下させるのです。

また、そもそもスポーツは体によくありません（詳しくは前著『長生きするのはどっち？』を参照）。

習慣的にランニングやテニスなどのスポーツをやっている人は、自分の体にはよくないことをわかった上で、適度に楽しむつもりで行うべきでしょう。

ただし、まったく運動をしない場合もNK細胞の活性は下がります。

自分にとって無理のない、適度なペースで楽しんでウォーキングする程度が、最もNK細胞を活性化させます。

しかしそれも、嫌々やっていては効果はありません。

NK細胞にはβ-エンドルフィンというホルモンのレセプターがあります。

β-エンドルフィンとは、「楽しい」「気持ちがいい」といった感情によって生まれるホルモンで、これが出ているとNK細胞は活性化します。

つまり、楽しみながら運動をすることが大切といえます。

「あんまり気が乗らないけれど、健康のために……」と運動する場合、むしろストレスでマイナスになることもあるので、楽しくやれる方法を探すことも大切です。

なお、一般に有効とされている、NK細胞の活性を高める方法は次の通りです。ぜひ、生活習慣に取り入れてみてください。

①無理のない適度な運動（歩行がよい）
②禁煙
③適度な飲酒
④質のよい睡眠
⑤よく笑う
⑥運動と休養のバランスをとる
⑦ストレスをためない

A 18

⑧体温を下げない
⑨バランスのよい食事

ランニングなどの激しい運動は、がん細胞に対する免疫を下げる。ウォーキングなどの適度な運動で、自分が楽しめるものを続けることが◎。

Q
19

「大阪」と「東京」
がん死亡率が高いのは
どっち？

「大阪」と「東京」では、どちらががんの死亡率が高いと思いますか？

実際に次ページにある2013年の「都道府県別がん死亡率」のグラフを見てみましょう。

――いかがでしょうか。

実は、データでは大阪のほうが高くなっています。

がん死亡率は、住んでいる地域によっても大きく変わるのです。

なぜ変わるかというと、さまざまな見方がありますが、私は、次の点が大きいと考えています。

①地域独自の習慣

②検診受診率

この中でも今回は、習慣に絞って検証していきましょう。

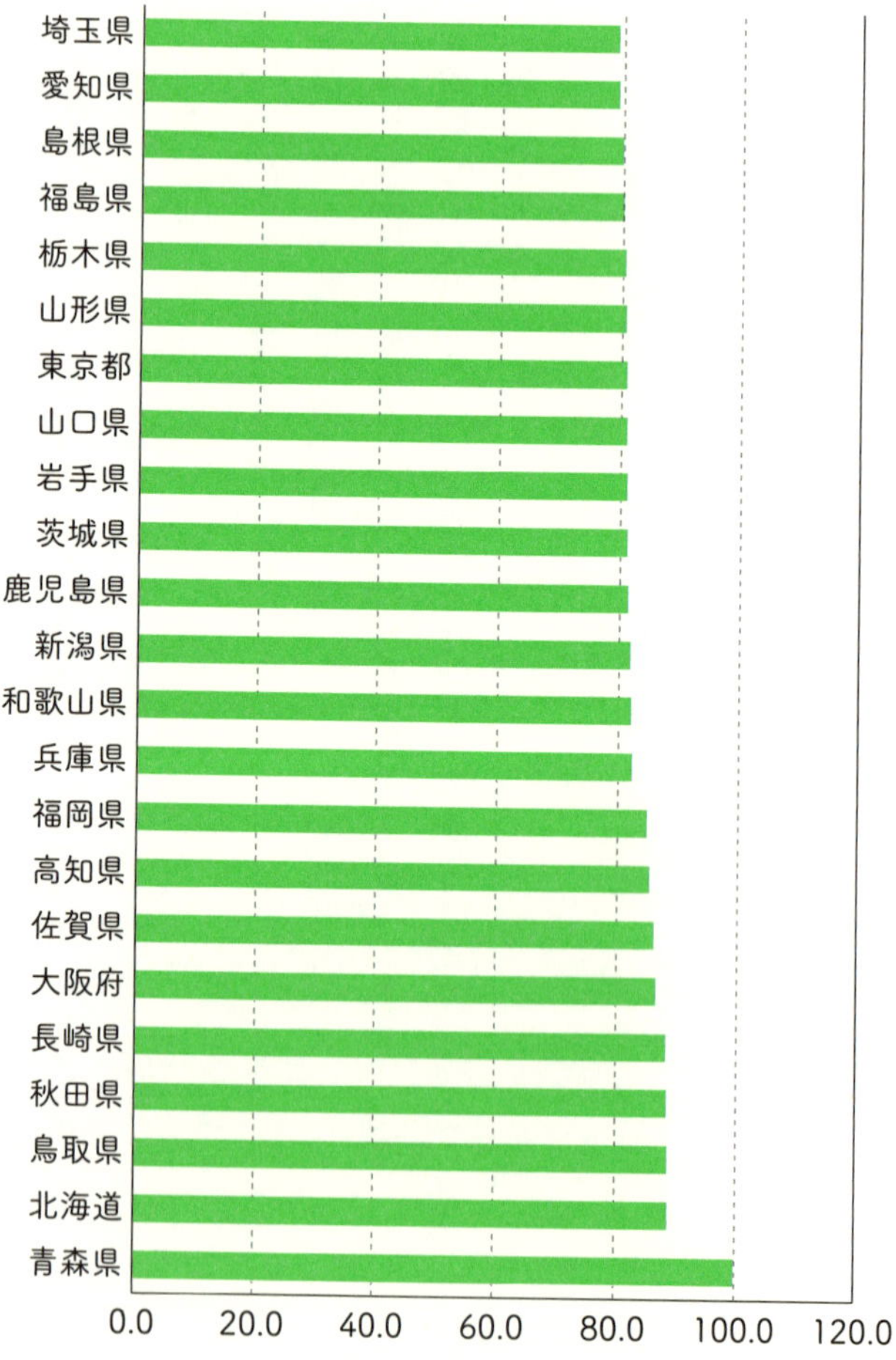

出典:国立がん研究センターがん予防・研究センター 予防研究グループ

2013年　都道府県別がん死亡率
（男女計、75歳未満）

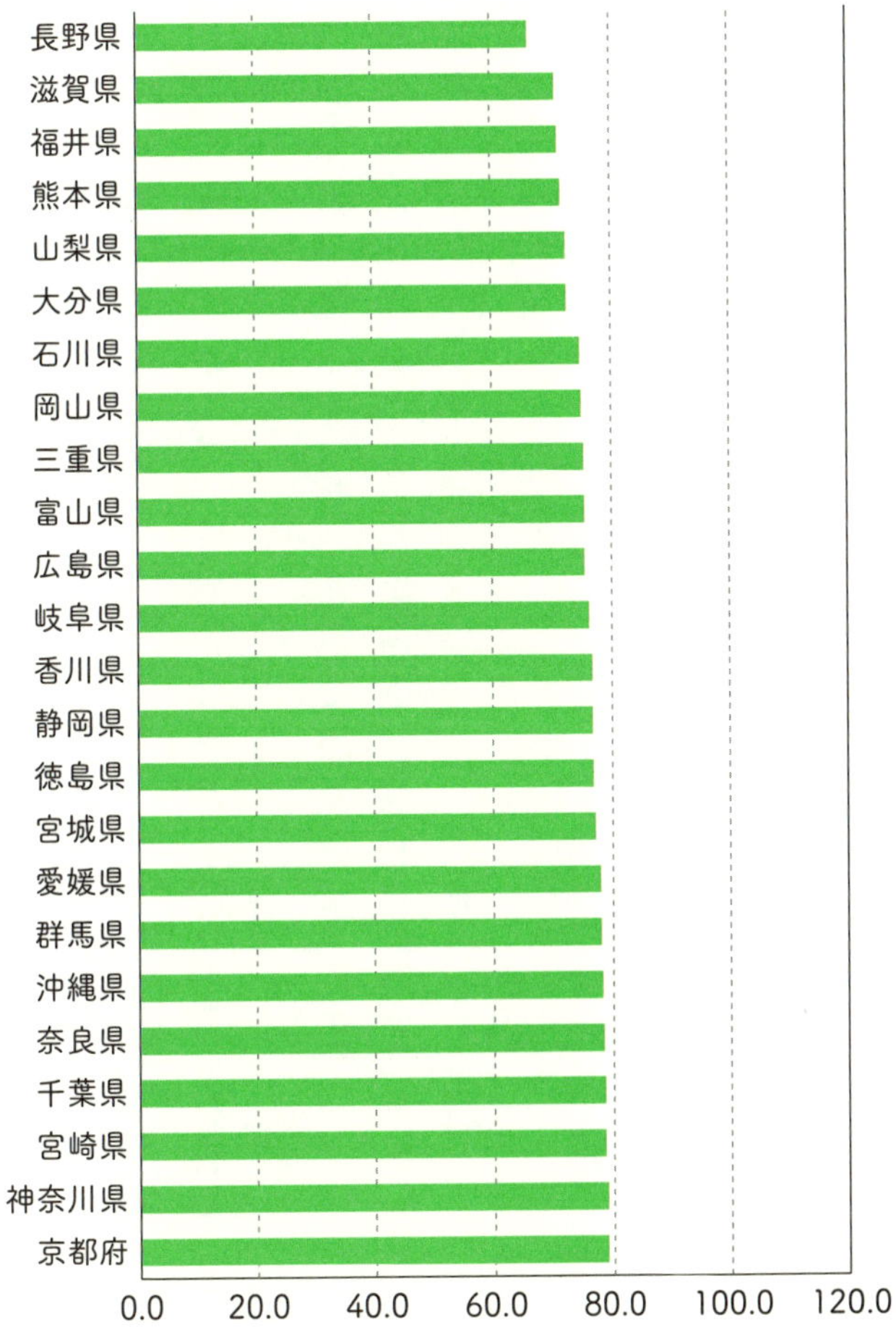

ここで注目したいのが、青森県です。

先ほどのデータでは、がん死亡率の1位となっています。

実は青森県は、2013年だけではなく、「国立がん研究センター・がん対策情報センター」のデータによると、2005〜2013年の間、ずっと不動の1位。

なぜ青森県はこのような状況が続いているのでしょうか。

それを確認するには、一番死亡率の低い長野県の習慣を見るとわかります。

長野県は、がん死亡率の低さだけでなく、平均寿命でも全国1位の「長寿」県です。

しかし、もともと数十年前までは、そこまで健康長寿の県ではありませんでした。

そうなった大きな理由の1つとして、自治体が食習慣の改善に取り組んだことが挙げられます。

長野県はまわりに海がないため、必然的に塩蔵食物を多く摂取していましたが、それを控えるように熱心に指導したようです。

また、長野県は、喫煙や飲酒の習慣が全国平均に比べると低くなっています。これらも死亡率低下の大きな要因といえるでしょう。

一方の青森県はというと、依然として塩辛い食べ物を摂取する量が多く、同県もそれががん死亡率1位の大きな要因だと考えているようです。

喫煙率、飲酒者の割合も高く、全国でもかなり高い位置にランクインしています。これらも大きく影響しているのでしょう。

さらに、肥満者の割合も高く、生活習慣の悪さがそこに表れていると感じます。


このように、**その地域独自の習慣によっても、がん罹患率や死亡率は変わります。**

その地域にずっと住んでいると、なかなかそれに気づくことはできません。

次のような項目が、地域性のあるがん習慣といえます。

□塩蔵食物（漬物、干物など）が食卓に並ぶのは当たり前
□移動手段のほとんどは車
□成人した男性は喫煙することが当たり前

その地域の習慣も、がんを形成する大きな要因となります。順位が高い地域の人はとくに、その習慣を見直してみましょう。

A
19

東京と大阪では、大阪のほうががん死亡率は高い。地域の習慣によってもがんの死亡率は大きく変わるので、自分の地域の習慣を見直すことも大切。

Q
\ 20 /

「セックス」と「自慰」がんリスクのある性生活はどっち？

性生活とがんは何か関係があるのでしょうか。

セックスなどの性交渉によって感染するヒトパピローマウイルス（ＨＰＶ）が、女性の子宮頸がんを引き起こすことは有名です。

子宮頸がん患者の90パーセント以上からＨＰＶが検出されるほどです。

ＨＰＶには１００種類以上のタイプがあり、そのほとんどは１～２年で消失します。

しかし、その中の一部のタイプ（ハイリスクＨＰＶ）は持続感染し、がん化することがあるのです。

このとき、いきなりがんになるわけではなく、「軽度異形成」→「中等度異形成」→「高度異形性」と徐々に進行し、「軽度異形成」の50～80パーセントは自然消失し、「高度異形性」の30パーセントはがんへと進行します。

ＨＰＶは、性体験のある女性の50パーセント以上が、生涯で一度は感染するとされています。

では、感染しないためにはセックスをしないほかないのでしょうか。

実は最近、子宮頸がん予防ワクチンが厚生労働省の認可を受けました。

これを打てば、ＨＰＶの感染を防ぐことができます。

ただし、すでに感染している場合はワクチンの効果はありません。

予防ワクチンを打つのであれば、小学生以下の性交渉を体験する前の年代に接種すべきで、一度でも性体験のある人は感染している可能性が高いので、接種しても意味をなさないことでしょう。

また、子宮頸がん予防ワクチンについては、副作用などの問題点が明らかになり、自治体によっては公費による予防接種を見合わせているところもあります。

効果の低さ、リスクの観点からも、成人女性がワクチンを打つことはあまりオススメできません。

ある程度の年齢で性体験がある女性は、ＨＰＶに感染しているものだと考え、子宮頸がん検診を毎年１回受けるようにしてください。

なお、セックスについてはがん予防の利点もあります。独り者よりも夫婦、あるいはパートナーと暮らしている人のほうが、セックスがよいストレス解消となり、適度なコミュニケーションが図れるので、免疫力が保たれ、がん予防が期待できるのです。

自慰で前立腺がんが予防できる!?

一方の自慰については、どうでしょうか。

実は、男女ともに、自慰に関するがんリスクはとくにありません。よく、自慰によって男性ホルモンや女性ホルモンが出る、なんてこともいわれますが、これは根拠のないデタラメです。とくに心配する必要はありません。

なお、あるオーストラリアの研究者が、「定期的な自慰をしている男性は前立腺がんを防ぐことができる」という調査結果を発表したそうです。

1週間に5回以上射精している男性は、そうでない男性に比べて将来的に前立腺ガンになる可能性が3分の1であるとしています。

このようなデータも出ているので、もしかすると将来的には、自慰によるがん予防効果が立証されるかもしれません。

A 20

性交渉により感染するＨＰＶは女性の子宮頸がんと深く関係がある。ただし、感染を避けるよりは、子宮頸がん検診を毎年受けるほうがよい。自慰については、とくにがんリスクはない。

Q
21

「1日1食」と「糖質制限」
がんを予防する
健康法はどっち？

がんの場合、どちらにも利点と欠点があるので、一概にどちらがよいとはいえません。

1日1食健康法の〝肝〟となるのは、「飽食の時代を生きる現代人は、食べ過ぎが原因で、がんや生活習慣病など、さまざまな病気を自分でつくっている。だから小食にしよう」という点にあります。

肥満ががんのリスクを高めることはまぎれもない事実であり、動物性脂肪の摂り過ぎが大腸がん、乳がん、子宮体がんのリスクを高めることもわかっているので、1日1食健康法が、過食や肥満が要因となっているがんの予防に大きな効果があることは十分考えられます。

ただし、前著『長生きするのはどっち？』でも述べた通り、1日1食では栄養バランスを崩す恐れがあり、栄養士や医師の指導のもとに、体に負担のかからない範囲で行うことが大切です。

2章で食事のバランスが大切なことを伝えましたが、1日1食でバランスよく食材を摂るのは、素人では至難の業。

個人で取り組むのは難しいといえるでしょう。

糖質制限についても、いくら糖質を抜いたからといって、その他の栄養バランスが悪ければ意味はありません。

「炭水化物さえ抜けば、何でも食べていい」といった極端な理解をしている人は、とくに要注意です。

このように、**食についての健康法は極端なものが多く、素人が実践するには難しいことが多いです。**

下手をすれば、余計に健康を害することになりかねないので、やらないほうが身のためでしょう。

免疫機能を高める健康法

では、ほかにがんによい健康法・習慣はないのでしょうか。

実は、いくつかオススメできるものがあります。

たとえば、太極拳や気功、ヨガ、自彊術《じきょう》、座禅など、腹式呼吸タイプの運動です。

日頃から、ゆっくり深く長い腹式呼吸を習慣にしていると、自律神経が整うことが最近の研究でわかっています。

自律神経が免疫機能に大きな影響を与えることは前述した通りで、これらの運動を取り入れれば、免疫力アップからがん予防につながるでしょう。

また最近では、体温が35度台という低体温の人も増えています。

低体温も、自律神経のバランスを欠く要因の1つなので、「温熱健康法」や「岩盤浴」などもオススメできるといえます。

健康法のプラセボ効果（思い込みによって体の不調が改善されること）にも捨てがたいものがあります。

がん治療には「生きがい療法」というものがあります。

がんにかかった患者さんの気持ちを前向きにして、プラス思考で生きがいを持って生活させることで治療効果を生み出そうとする心理療法の一種です。

これを実践している人たちの中で、がんに伴うさまざまな症状が改善したという報告があります。

信じる者は救われるといいますが、この心理療法と同じように、「これは自分にとっての健康のもと」と信じられる健康法を1つ持っていると、免疫力が上がって前向きに生きていけることもあるでしょう。

しかしそれでも、「炭水化物抜き」「水しか飲まない」といった、あまりに極端で健康被害を及ぼすものについては、絶対にやってはいけません。

A 21

「1日1食」「糖質制限」はともに、素人が実践するのは難しく、反対に病気を招くこともある。健康のことを考えるのであれば、自律神経を整えるヨガや気功などの健康法がオススメ。

第4章

「がん検診」のどっち？

Q
22

「自治体検診」と「人間ドック」精度の高いがん検診はどっち？

皆さんは、がん検診をどこで受けているでしょうか？　自治体のがん検診？　企業のがん検診？　はたまた、人間ドックのがん検診という人もいるでしょう。

さまざまなところで行われているがん検診ですが、大きく2種類に分けることができます。

「対策型検診」と**「任意型検診」**です。

前者は、「市区町村などの自治体の検診」「企業の健康保険組合の検診」などがそれにあたり、国からの補助が出るため、少額の自己負担（もしくは無料）で受けることができるものです。

一定の年齢になると、だれでも受診することができます。

対策型検診では、基本的に次の5つの検診が行われています。

- **胃がん**
- **大腸がん**

● **肺がん**
● **乳がん**
● **子宮頸がん**

反対に後者は、医療機関などが提供する（基本的には）全額自己負担の検診です。人間ドックでのがん検診がその代表といえるでしょう。

さまざまな種類の検診が用意されていて、対策型検診では対応していないがん検査や最新の検査法を受けることができます。

では、対策型検診と任意型検診は、どちらも受けるべきなのでしょうか。

私は、基本的には「対策型検診」だけで十分だと考えます。

理由の1つとしては、死亡例の大半を占める種類のがんは、対策型検診でカバーされていることが挙げられます。

対策型検診の目的は、受診する集団の死亡率減少です。

対策型検診と任意型検診の比較表

	対策型検診【住民検診など】	任意型検診【人間ドックなど】
	定　義	
目的	対象集団全体の死亡率を下げる	個人の死亡リスクを下げる
検診提供者	市区町村や職域・健保組合等のがん対策担当機関	特定されない
概要	予防対策として行われる公共的な医療サービス	医療機関・検診機関等が任意に提供する医療サービス
検診対象者	検診対象として特定された人（一定の年齢範囲の住民など） ※ただし無症状であること。既に症状のある人、診療の対象となる人は該当しません。	定義されない
検診費用	無料、あるいは一部少額の自己負担が設定される	全額自己負担 ※ただし健保組合などで一定の補助を行っている場合もあります。
	特　徴	
提供体制	公共性を重視し、個人の負担を可能な限り軽減した上で、受診対象者に等しく受診機会があることが基本となる	提供者の方針や利益を優先して、医療サービスが提供される
受診勧奨方法	対象者全員が適正に把握され、受診勧奨される	一定の方法はない
受診の診断	がん検診の必要性や利益・不利益について、広報等で十分情報提供が行われた上で、個人が判断する	がん検診の限界や利益・不利益について、文書や口頭で十分説明を受けた上で、個人が判断する。参加の有無については、受信者個人の判断に負うところが大きい
検診方法	死亡率減少効果が示されている方法が選択される。有効性評価に基づくがん検診・健保組合等のがん対策担当機関が選ぶ	死亡率減少効果が証明されている方法を選択されるほうが望ましい ※ただし個人あるいは検診実施機関により、死亡率減少効果が明確ではない方法が選択される場合があります
精度管理	がん登録を利用するなど、追跡調査も含め、一定の基準やシステムのもとに、継続して行われる	一定の基準やシステムはなく、提供者の裁量に委ねられている

出典：公益財団法人日本対がん協会

そのため、死亡数の多い種類のがんが選ばれているのです。

一方で、すい臓がん、肝臓がん、前立腺がんなど、死亡数がそれなりに多いがんが選ばれていないことに疑問を持つ人もいるでしょう。

実はこれらのがんは、正確な判断ができる検査法が確立されていない、早期発見をしても生存期間の延長が難しい、といった理由で対策型検診には導入されていないのです。

つまり、任意型検診でしか受けられないがん検診は、検診の意義がはっきりとは認められていないともいえます。

反対にいえば、**対策型検診で対応しているがんは、しっかりとその検診の意義が確立されていて、早期発見・治療で治るがんということです。**

任意型検診を受けることは悪いことではありませんが、対策型検診をしっかりと受けておけば、予防の観点からは十分といえます。

なお、対策型検診の検査機器や手法が任意型検診に劣るということはありません。

人間ドックにおけるこれら５つのがんの検査法を見るとわかりますが、結局は同じ方法をとっています。

任意型検診のほうが最新の機器を使っているのではないか、と思われるかもしれませんが、必ずしもそうとは限りません。

たとえば肺がんのＣＴ検査でも、人間ドックでは普通のＣＴ検査となっているのに、自治体検診では最新の「ヘリカルＣＴ」を選べるといったこともあります。

対策型検診で受けられるがん検診を任意型検診で受けたら、よりがんの発見率が上がるというわけではないのです。

A 22

対策型検診で受けられる5つのがん検診については、任意型検診だからその精度が上がるということはない。なお、任意型検診のみで受けられるがん検診は、実はあまり意味をなさないこともある。

Q
23

被ばくリスクのある検査を「受ける」と「受けない」がんを予防できるのはどっち？

がんの検査には、**「一次検診（スクリーニング）」**と**「二次検査（精密検査）」**があります。

がん検診は一次検診にあたり、がんの疑いがあるかどうかふるいにかける段階です。それゆえ、ここで引っかかったからといって、確実にがんであると決まったわけではありません。

一次検診で引っかかった人は、二次検査によって詳細に調べます。

悪性腫瘍かどうか、進行（ステージ）はどれくらいか、などを精密に調べ、そこでようやくがんだと診断されるのです。

では、対策型検診で受けられる5つのがんについて、その一次検診と二次検査の方法を確認していきましょう。

●**肺がん**

肺がんの一次検診には、「胸部X線」「CT検査」という方法がとられます。

しかし、胸部X線やCT検査では、悪性かどうかまではわかりません。

そこで二次検査では、痰の中にがん細胞が見つかるかどうかをチェックする「喀痰《かくたん》細胞診（二次検診で併用される場合あり）」、気管支にカメラを挿入する「気管支鏡検査」、胸部を切開してカメラを入れる「胸腔鏡検査」などによって、悪性、良性、ステージなどを確認します。

●胃がん

胃がんの一次検診では、バリウムを使用する「X線検査」、胃カメラによる「内視鏡検査」があります。

バリウム検査では、悪性、良性の判断はできませんが、内視鏡検査では、がんによってはその判断もできます。

バリウム検査でがんの疑いがある場合、再度内視鏡を入れての二次検査となります。

●大腸がん

肛門から20センチほどまでにある直腸がんについては「直腸診」という、直接指を入れての検査も有効です。

ただし、一次検診では「便潜血検査」のみというところがほとんどです。

大腸がんの場合、腫瘍の一部に潰瘍ができてそれが出血することがあるため、便に血液反応があるかどうかを調べます。

ここで陽性の場合、二次検査で「大腸内視鏡検査（大腸カメラ）」を行うのが一般的です。

●乳がん

乳がんの一次検診では、「乳房の視触診」、「マンモグラフィ」という方法がとられます。

視触診は、乳房を見たり触れたりすることで、しこりの有無やリンパ節の腫《は》れなどを確認し、がんの疑いを検査する方法です。

マンモグラフィは乳房を透明な板で挟んで薄く延ばして撮影する方法です。

なお、一次検診で「超音波検査（エコー）」を併用することもあります。

二次検査では、乳房の細胞をとってがん細胞の有無を確認する「細胞診」、さらに、小切開して詳細に確認する「組織診」を行います。

●子宮頸がん

一次検診での検査法は、視診、内診のほかに、検査器具を膣に挿入して細胞をとる「細胞診」があります。

そこで異常が認められた場合、二次検査では、「膣拡大鏡診（コルポスコピー）」という膣から内視鏡を入れる方法で、正確な診断を図ります。


ここに挙げた検査法の中で、被ばくリスクのあるものは、胸部X線、CT検査、バリウム検査、マンモグラフィの4つです。

医師の中には、「検査の被ばくによってがんになるから、検診は受けないほうがいい」といった主張をされる方もいます。

では、被ばくリスクのある検査法は極力選ばないほうがよいのでしょうか。

たとえば、「胃がん検診では毎回バリウム検査ではなく内視鏡を選ぶ」「乳がん検診では、マンモグラフィではなくエコー検査を受ける」といったことです。

しかし、詳しくは後述しますが、胃がん検診で胃カメラしか受けないと、がんを見落とす場合があります。

乳がんについても、エコーはマンモグラフィの欠点を補う画期的な検査と期待されていますが、検診での有効性については十分なデータがなく、診断基準も統一されていません。

検査に被ばくリスクがあることは否定できませんが、**とくに対策型検診で受けられる5つのがんについては、極端な情報に惑わされず、しっかりと指定の検診を受けるべきです。**

被ばくに気をつかうのは悪いことではありませんが、必要な検査を受けないほうががんリスクが高まるのはいうまでもないのです。

A
23

対策型検診で受けられる5つのがんについては、被ばくリスクを気にして検診を受けないほうが、がんリスクは高まる。

Q
24

「1年おき」と「2年おき」
がん検診の正しい
受診間隔はどっち？

対策型検診では、一般的に次の間隔での検診が推奨されています。

- **1年に1回→胃がん、肺がん、大腸がん**
- **2年に1回→乳がん、子宮頸がん**

検診の受診間隔については、「本当に毎年受けるべきなの?」「2年に1回で大丈夫なの?」といった疑問・不安があると思います。

ここでは、それが本当に正しいかどうかを検証していきましょう。

まず、肺がん検診についてです。

肺がんで主となる検査「胸部X線」は、被ばくリスクがとても低い上に(バリウム検査の20分の1程度)、目に見える情報量がとても多く、がん検診の中でも、被ばくと情報量のリスク対効果が非常に高い検診といえます。必ず、毎年受けるべきです。

肺のX線写真を1枚見るだけで、直径1~3センチの白い影はもちろん、5

ミリの白い影でも、一発でおかしいとわかります。

5ミリで見つかれば、ほとんどは治療で根治（根本からの治療）することができるでしょう。

それを、3年に1回、5年に1回しか受診せず、2年前であれば写真1枚で5ミリの大きさで見つけることができたのに、もう5センチでかなり進行している……といったことになると本当にもったいないです。

もちろん、別の臓器などと重なって見逃す可能性はありますが、それでも年1回は受けておかないと損であることは間違いありません。

また、肺がん検診で、胸部X線と並んで主流なのが「胸部CT検査」です。CT検査は、体にX線を照射しながら、だいたい1～2センチごとに人体の輪切り写真を撮っていく検査で、肺や気管支、肝臓、腎臓などの検査に向いています。

しかし、古い形式の機器では、X線を数十秒当て続けるため、被ばくリスクが高く、毎年受けることはあまりオススメできません。

1～2センチの輪切り写真では、それ以下の大きさのがん、たとえば5ミリのがんを見落とす可能性もあります。

そこで最近、これらの欠点を改善した「ヘリカルCT」というCT検査機器が開発されました。

より短時間の照射で被ばく量が少なく、さらに1ミリほどに人体の輪切り写真が撮れるため、ごく初期のがんも見つけられます。

ただし、料金は割高になりますし、写真の量が膨大な数になるため、医者が見落とす可能性もゼロではありません。

胸部X線でも十分に情報は得られるので、基本的には胸部X線検査で十分だと考えます。

胃がん検診では、バリウムと胃カメラを交互に受ける

胃がんについては、バリウムと胃カメラを1年おきに行うことを推奨します。

これは、バリウム検査の被ばく量が多いため、そのリスクを回避するという意味もありますが、それぞれの検査法によって、見つけられるがんの種類が異なることが大きな理由です。

「バリウム」は胃全体のプロポーションを見ることができるので、ポリープ型の腫瘍やスキルス胃がんの発見には向いていますが、胃の詳細までを見ることはできません。

反対に「胃カメラ」は、胃の詳細までを見ることができますが、胃全体の形を俯瞰《ふかん》することはできません。そのため、胃の粘膜の下にできるスキルス胃がんの発見は困難といえます。

これら双方のメリットを生かし、デメリットを補うためにも、1年おきに交互に検査を受けるほうがよいのです。

なお、対策型検診では胃カメラによる検診に対応していないことがあります。その場合は、近くの消化器内科などで受けるようにしてください。

乳がんと子宮頸がんは、推奨の受診間隔では危ない

大腸がんについては、便潜血検査を年1回受ければ十分といえるでしょう。ただし、便潜血検査は見落としがある検査なので、5年に一度は大腸カメラを受けることをオススメします。

大腸がんは比較的進行が遅いがんなので、5年に一度でも早期に発見する可能性は高いのです。

乳がんについては、マンモグラフィの被ばくリスクだけを考えると2年に1回がよいとされていますが、私は毎年受けたほうがよいと思います。**検診時に小さくて見逃され、それが2年後に発見された場合、生存率がグッと下がってしまうからです。**

とくに親類に乳がんの多い人、乳がんリスクの高い年齢の人は、毎年受けるべきだといえるでしょう。

同じく子宮頸がんについても、対策型検診の推奨は「2年に1回」ですが、

毎年受けることをオススメします。

なぜなら子宮頸がんは、とにかく早期に発見してしまえば、かんたんに、そして100パーセント治せるがんだからです。

検診についても、細胞診という細胞採取のみのかんたんな検査で、被ばくリスクなどの体への負担もありません。

めんどうと思わずに、必ず検診を受けるようにしましょう。

A 24

肺がんの胸部X線、乳がんのマンモグラフィ、子宮頸がんの細胞診、大腸がんの便潜血検査は毎年受けよう。胃がんについては、バリウムと胃カメラを1年おきに交互に受けるとよい。

Q
25

「腫瘍マーカー」と「PET」
全身のがんを
検査するならどっち？

任意型検診だけでなく対策型検診でも、オプションを利用できることがあります。

企業や市町村によっては、本来は任意型検診でしか受けられない胃内視鏡検査やＰＳＡ検査（前立腺がんの腫瘍マーカーを用いた検査）などを、安価な料金で受けられるようにしているところがあるのです。

では、これらのオプションを加えれば、どんながんもくまなく検査できるのかを考えてみましょう。

この中で、皆さんがとくに気になるのは「腫瘍マーカー」ではないでしょうか。

腫瘍マーカーとは、がんにかかっている人が持つ特有の成分が血液や尿中にどれだけ含まれるかを調べて、がんを特定しようとする検査法です。

少量の血液採取、もしくは採尿だけで済むため、他の検査に比べると、はるかにかんたんで楽だといえます。

腫瘍マーカーは保険適用で50種類くらい、保険のきかないものも含めると何百とあり、さまざまながんに対応しています。

では、腫瘍マーカーをオプションでフルコースにすれば、全身のがんを検査することはできるのでしょうか？

答えは、「検査できるが、その結果はあまり信用できない」です。

腫瘍マーカーは、かなりあいまいな検査と考えておいてください。

まず、正常値と異常値の判断があいまいです。

「この数値はがん、この数値なら大丈夫」という白黒の仕切りがとてもあいまいで、検査をする施設によって基準値が変わることもあります。

また、がんなのに正常値という結果が出たり、がんではないのに異常値を示したりすることも問題です。

腫瘍マーカーで異常と判定されても、必ずしもがんというわけではないのです。

これはすべての腫瘍マーカーでいえるので、腫瘍マーカーを受ける場合は、「がんを疑うきっかけを与えてくれる」という程度に考えるとよいでしょう。

なお、腫瘍マーカーにも精度の高いものと、そうではないものがあります。

すい臓がんの「ＣＡ19‐9」、前立腺がんの「ＰＳＡ」など、左図に挙げる

精度が高いとされている腫瘍マーカー

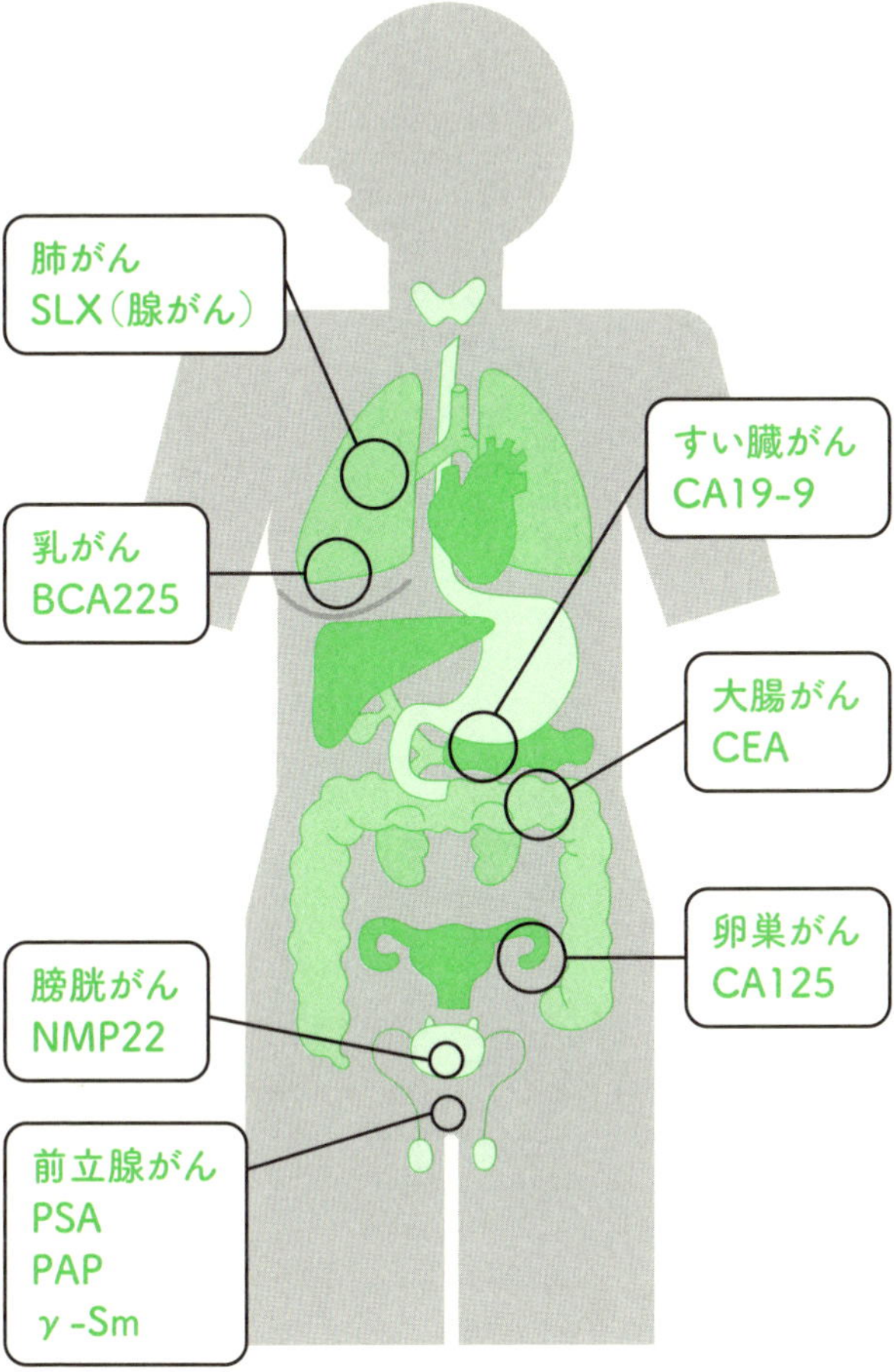

腫瘍マーカーは比較的精度が高く、検査データは信用できるとされています。

ただし、精度が高いといっても、対策型検診の検査とは比べものになりません。

PETは全身のがんを見つけられる？

最近注目を集めている、一度に全身のがんを検査できると評判の「PET（陽電子放射断層撮影）」。

点滴で検査薬を体内に入れると、その検査薬に含まれるブドウ糖が、がん細胞の増殖している部位に集まり（がん細胞は通常細胞の数倍のブドウ糖を取り込むため）、そこで特殊なCT装置で全身を撮影すると、その部分が赤く光ってがんを見つけられるというものです。

ごく初期のがんを見つけることができ、苦痛も少ない優秀な検査法です。

任意型検診で受けられる高額の検査ですが、果たして本当に全身のがんを検査することができるのでしょうか？

A 25

腫瘍マーカーはあいまいな検査。PETも万能ではない。

――実は、PETも万能ではありません。

ほかの検査法では見つけにくいすい臓がんや骨肉腫などには高い効果を発揮しますが、がん細胞の有無にかかわらず、ブドウ糖の集まる脳や腎臓、膀胱のがんは見つけられません。胃がん、前立腺がんなどに対しても有用性が低いとされています。

検査料金も非常に高額で、だいたい一度の検査費用は10万円前後です。

結局は、別の検査と併用する必要があるので、時間とお金に余裕がある人以外は、通常の対策型検診を受けておけば十分だといえます。

Q

26

「遺伝子検査をやった人」と
「やらなかった人」
がんを予防できるのは
どっち？

最近、遺伝子検査が話題になっています。

がんだけではなく、さまざまな疾病リスクや体質などを、遺伝子をもとに調べられる検査です。

ハリウッド女優のアンジェリーナ・ジョリーさんが遺伝子検査を行い、乳がんのリスクが非常に高かったことから乳房を切除、その後、卵巣がんになる確率も高かったことから卵管と卵巣も切除したというニュースを覚えている人も少なくないはずです。

また最近では、プロ野球チームのオーナー企業として有名なディー・エヌ・エーが『ＭＹ ＣＯＤＥ（マイコード）』という遺伝子検査キットを発売し、注目を集めています。

自宅で採取した唾液を送るだけで、がんを含め、さまざまな病気のリスク、体質などを知ることができるという検査キットで、インターネットを通じて購入することができます。

このように、病院以外でも気軽に遺伝子検査ができるようになっているのが現状です。

では、遺伝子検査によって、どんながんにかかりやすいのかを調べておくほうが、がんを予防できるのでしょうか。

実は現段階では、遺伝子検査によるがんリスクの数値は信用するに足りません。というのも、現在のリスクの評価基準は、病院や検査施設によってピンからキリまであるからです。

複数の会社の遺伝子検査キットを使ってみたところ、多くの疾病リスクで反対の結果が出た、ということも実際に起こっています。

もう10年もすれば、「遺伝子検査でリスク何パーセント以上と出た人のうち、何人が実際にがんになった」というところまで細かいデータが出てくるはずです。しかし現状のデータは、信用するに足りないのです。

また将来、遺伝子検査の精度が高まったとしても、軽い気持ちでは受けないほうがいいでしょう。

A
＼26／

遺伝子検査の情報は、現在はまだ「そうなんだ」と聞き流すレベル。受けたところで、不安が増すだけ。


遺伝子検査は、パンドラの箱のようなものです。

世の中には、知らないほうが幸せということもあります。

知ることが本当に幸せか？

リスクが高かったら、それを本当に受け止められるのか？

覚悟を持って受けなければ、あなたはその後、毎日不安を抱えて生きることになるかもしれません。

「そのストレスで胃がんや病気に……」なんてことになったとしたら、本末転倒です。

しっかりと考えて、検査するようにしましょう。

Q
27

「30代」と「40代」市販のがん検査キットを使うべきはどっち？

先ほど挙げた遺伝子検査キットのように、ここ最近、自宅で気軽に病気かどうかを調べられる検査キットが、インターネットで販売されています。

遺伝子検査キットのほかにも、がん検査キット、性病検査キットなどさまざまな種類があり、自分で少量の血液を採取して郵送するだけで、その病気の疑いがあるかどうかを調べてくれるというものです。

がん検査キットでは、数十種類のがんを一気に検査することができ、糖尿病など、その他の病気のリスクもいっしょに調べてくれるものまで販売されています。価格も数千〜数万円と、非常にお手頃です。

では、がん検査キットの結果はどれくらい信用できるものでしょうか？


――実はあまり信用することはできません。

なぜなら、がん検査キットは、腫瘍マーカーの自宅採血版だからです。

自宅で採取した血液を送り、腫瘍マーカー検査をやってもらうものだと考えてください。

そういうと、結果の信頼性が低いことはわかると思います。

前述した通り、腫瘍マーカーでの検査は基準があいまいだからです。

また、検査キット自体、病院で行う採血の簡易版のため、精度はさらに落ちます。


そう考えると受けても意味がないように思いますが、必ずしもそうではありません。

自治体検診を受けられない年齢の人や、対策型検診の補填としては、よいスクリーニングの役目をはたしてくれます。

しかし、**通常の対策型検診を受けられる年齢の人が、検査キットのみで検査を済ませてしまうことは絶対にやめましょう。**

がん検査キットでがんが発見できるのであれば、自治体は、多くの資金を投入して対策型検診を行ったりなどせず、検査キットを導入するはずです。

なぜそうしないかといえば、早期発見・治療で治るがんについては、腫瘍マーカーよりも正確に検査できる方法があるからです。

肺がんであれば胸部X線やCT、胃がんであればバリウムや胃カメラが最善であるからこそそれを行っています。

近い将来、検査キットの精度が上がって、がんの対策型検診自体が実施されないようになるかもしれませんが、今はまだそうではありません。

対策型検診の補填や、対策型検診の対象年齢未満の人がスクリーニングとして使用することはオススメしますが、それ以外の使い方は絶対にやめるべきです。

A 27

対策型検診を受けられる年齢の人が、がん検査キットだけで検査を済ませるのは絶対に×。30代のように、対策型検診の対象年齢に達していない人がスクリーニングとして使用するのは◎。

第5章

「がん医療」のどっち？

Q

28

「治療すべき」と「治療すべきでない」がん治療の正解はどっち？

最近話題となっている「がんは治療すべき」「治療すべきではない」といった議論について触れておきましょう。

まだまだ不明な点の多い「がん」という分野において、どちらが正解とはいいきれませんが、私は前者の立場です。

しかし、**がんのステージ、年齢によっては、治療しないことを選ぶことも大切だと考えています。**

まずは、がんのステージについて説明しておきましょう。

がんのステージの判別は、がんの大きさ、リンパ節への転移の有無、遠隔転移の有無で判断します。

ステージは0〜Ⅳまでがあり、各ステージの定義は次の通りです。

- **ステージ0**…がんが上皮細胞内にとどまっている
- **ステージⅠ**…がんが筋肉の層まで広がっている

- **ステージⅡ**…がんが筋肉の層を越えている、リンパ節に少し転移している
- **ステージⅢ**…リンパ節にも転移している
- **ステージⅣ**…他の臓器へ遠隔転移している、いわゆる末期がん

この中で、**ステージ0～Ⅲは、絶対に手術すべきです。**

なぜなら、根治できる可能性が高いからです。

よく「ステージに関係なく治療してはいけない」と主張する医者もいますが、ステージ0～Ⅲであれば、治療することを第一に考えてください。

一方でステージⅣに関しては、必ずしも手術すべきとはいいきれません。

遠隔転移が1か所でも見つかった場合、がん細胞はその臓器だけに転移しているわけではないからです。

がん細胞の性質上、すでに体中に転移していることを意味します。

別々の臓器で見つかった2つのがんを手術で取り除いたとしても、根治したとはいえません。

それゆえ、「どれだけ長生きできるか」といった観点で考えると、手術や抗がん剤治療で体に負担をかけないこと、つまり、**〝がんと闘わない〟こともひとつの選択肢として考えられるのです。**

また年齢によっては、ステージに関係なく手術をせずに、うまくがんと付き合っていくほうが長生きできることがあります。

高齢になればなるほど手術自体のリスクは高まりますし、術後の合併症や後遺症に悩まされる可能性も高くなります。

体力があり将来のある若い人は、ステージに関係なくがんと闘う選択肢を持つべきですが、ある程度高齢の場合、「絶対に根治するんだ」と考えるより、「残りの人生をより楽しむためには、どのようにがんと共存していくか」と考えるほうが、結果的に長く生きられることがあるのです。

このようにがんは、治療すべき、治療してはいけない、といった二分法では判断できません。
極端な考え方に惑わされることなく、がんのステージや年齢、あなたの価値観などを考えた上で、家族や担当医と十分に相談をして、今後の方針を決めましょう。

A

\ 28 /

がん治療をすべきかどうかは、ステージ、年齢などを加味して考える。極端な考え方に惑わされないようにしよう。

Q

29

「外科手術」と「放射線治療」肺がんに向いているのはどっち？

がん治療にもさまざまな治療法がありますが、標準治療とされているのは**「外科手術」「放射線治療」「抗がん剤治療（化学療法）」**の3つです。

「外科手術」は体にメスを入れてがんを切除する方法で、昔からある最もポピュラーな治療法です。

外科手術の目的は、もちろん100パーセントがん細胞を取り除くことにあります。

ただし、ステージⅣにまで進行し根治が難しい場合は、がんが大きくなったことによる不都合を解消するために行うこともあります（呼吸に支障をきたす気管支の一部や、黄疸を起こしている胆道の閉塞部位の切除など）。

「放射線治療」は、メスを入れずに放射線でがんを焼き殺す方法です。

「外科手術でメスを入れられない場所にも対応できる」「体にメスを入れないため外科手術より負担が少ない」といったメリットがあります。

以前は、「肺がんで放射線治療をしたら、近くの食道に潰瘍ができ、食事ができなくなった」という事例もありましたが、今ではそんなことは滅多にありません。

リニアック、サイバーナイフといった最新の放射線治療機器の性能は素晴らしく、かなりピンポイントに放射線を当てることができるようになりました。

なお、ここまで読むと、外科手術よりも放射線治療がいいのでは、と思うかもしれませんが、扁平上皮がんや消化器官の表面に広がったがんは、放射線による治療は向きません。

それゆえ、胃がん、大腸がんなどは外科手術となります。反対に、脳腫瘍や肺がん、喉頭がんなどは放射線治療に向いています。

「抗がん剤治療（化学療法）」は、薬を使用してがん細胞の増殖を抑制する方法です。血液を通して体中に化学物質を巡らせるため、唯一、全身に対応できるがん治療法といえます。

ただし、抗がん剤で根治できるがんはごくごく一部です。

基本的には、がんを小さくして延命したり、がん自体の苦痛をやわらげたりする目的で使用します。

それゆえ、抗がん剤による化学療法を行う理由は、「ステージ０～Ⅲで、外科手術や放射線治療後に転移・再発を防止するため」「ステージⅣにおいて、全身のがん細胞の進行を遅らせるため」といったことがほとんどです。

抗がん剤治療は、寿命を延ばすことも縮めることもある

標準治療の中でも、抗がん剤治療を行うかどうかは、とくに慎重な判断が必要です。

抗がん剤の副作用は非常に大きいことが知られていて、髪が抜けたり、嘔吐が続いたり、ものが食べられなくなったりと、「がん治療はつらい」という定説を裏づけているのは、この治療法だともいえます。

重大な副作用を起こすこともあり、毎年２０００人以上の人が抗がん剤の副作用で亡くなるほどです。

では、抗がん剤治療を医者から勧められた場合、どのように判断すればよいでしょうか。

化学療法で起こる副作用

	自分でわかる副作用	検査でわかる副作用
治療日	アレルギー反応、吐き気、嘔吐、血管痛、発熱、便秘	
1週間以内	疲れやすさ、だるさ、食欲不振、吐き気、嘔吐、下痢	
1〜2週間後	口内炎、下痢、食欲不振、胃もたれ	骨髄抑制（白血球減少、貧血、血小板減少）、肝障害、腎障害
3〜4週間後	脱毛、皮膚の角化やしみ、手足のしびれ、膀胱炎	

出典：国立がん研究センターがん対策情報センター

ステージ0〜Ⅲの場合であれば、担当医師に「抗がん剤を飲まなかったらどうなりますか?」と聞いてみてください。

このとき、「たぶん大丈夫だけど……」「念のため……」といった言葉が出たら、無理に抗がん剤治療を受ける必要はないでしょう。

このような場合、多くのケースで「5-FU」という抗がん剤が処方されます。「5-FU」は、現状では最も体に害が少ない抗がん剤ですが、その代わり効果も低いです。

私は「5-FU」は、医師と患者のための気休めの薬だと考えています。治療としてはやってもやらなくてもほとんど変わりません。

一方で、「再発防止のために〝絶対に〟やったほうがいい」と強く勧められた場合は、医師の判断に従ったほうが賢明です。

抗がん剤治療をするかどうか、最も判断が難しいのがステージⅣのがんです。

ステージⅣでの抗がん剤治療は、延命目的で行われることが多いのですが、前述した通り、副作用によって寿命を縮めることもあります。

つらい抗がん剤治療を行って少しでも長生きしたいのか、少ない根治の可能性にかけるのか。残りの人生をどう楽しむかを考えて抗がん剤治療は諦めるのか……。

このあたりの判断は、個々の価値観によります。

ご自身、ご家族の意向を考え、担当医と相談して慎重に判断しましょう。

A 29

肺がんに放射線治療が向いているように、「外科手術」「放射線治療」「抗がん剤治療」の標準治療にはそれぞれ得手、不得手がある。なお、抗がん剤治療については、慎重な判断が必要。

Q
30

「代替医療」と「標準治療」ステージⅢで選ぶべき治療法はどっち？

先ほど挙げた3つの標準治療のほかにも、さまざまながん治療が存在します。たとえば、昔からよく知られているもので「温熱療法」があります。これは、がんが発症している部位を41～42度ほどの高温で温め、がん細胞を抑制する方法です。

放射線治療や抗がん剤治療の補助的な役割として取り入れられています。

そのほかにも大学病院などでの限られた医療機関では、まだ保険が適用されていない先進治療を「臨床試験」という名目でがん患者さんに提案してくることがあります。

たとえば、「凍結療法」という治療法もその1つです。液体窒素を用いてマイナス100度以下の超低温でがん組織を凍結・死滅させる方法です。

腎臓がん、すい臓がん、前立腺がんなどに有効で、体に針をさすだけなので、メスを入れる外科手術よりも負担の少ない手術です。

一部の大学病院などでは、臨床試験を実施しているところがあります。

さらに、最近期待されている「免疫療法」という治療法も、臨床試験段階のものです。

患者さんの体からがん細胞を取り出してオーダーメイドの免疫細胞をつくり、それを患者さんの体内に戻してがん細胞を死滅させる治療法です。

がん細胞だけを死滅させる画期的な治療法として注目されていますが、免疫細胞ががん細胞までたどりつく可能性が低いことが課題とされています。

もうひとつ話題を集めているのが、東大医科学研究所附属病院・脳腫瘍外科での新しい試み「ウイルス療法」です。

これは、がん細胞だけを取り込んで増殖するようにつくったウイルスががん細胞を殺しながら増えていくという、新しい発想に基づいた治療法です。

こちらも臨床試験がはじまっているようなので、やがては未来型のがん治療として登場する日がくるかもしれません。

そのほかにもさまざまな治療法が研究されています。

しかし現状では、標準治療がベストの選択です。早期にがんを発見することができ、標準治療を受けられる条件に合致している人は、リスクを受ける可能性のある臨床試験の求めに応じる必要はないでしょう。

代替医療はあくまでサポートと心得る

これら医療機関で受けられる治療のほかに、「代替医療」といわれる民間で行われている治療法も多く存在します。

代替医療とは、西洋医学が切り捨ててきた治療法のことです。漢方、ヨガ、気功といったものからアロマ、音楽療法など、さまざまな分野で代替医療は存在します。

「これらの代替医療を行ってもよいものでしょうか？」とよく質問されることがありますが、私はやっていいと思います。

アロマ療法にしろ、少し怪しいものにしろ、その人が心から信じていれば、自己暗示、プラセボ効果で免疫力を高めることにつながると考えるからです。

しかし勘違いしてほしくないのは、**これらは決して標準治療の「代替」にはならないということです。**

あくまで「サポート」と考えてください。

標準治療のサポートや、痛みを緩和するための一環として取り入れることは問題ありませんが、ステージ0～Ⅲの人が、「手術が怖いから民間の代替療法だけに頼る」といったことは絶対にしてはいけません。

それで治療をした気でいると、どんどんがんは進行していき、手遅れの状態になってしまいます。

代替医療を取り入れる場合は、あくまでサポートだということをしっかり心にとめておきましょう。

A
30

現代の医療では、標準治療がベストの選択。データの確立されていない先進医療に手を出す必要はない。なお、サポートとしての代替医療だけで治療した気になるのは絶対にNG。

Q

31

「温存」と「全摘出」
乳がん手術で選ぶべきは
どっち？

女性における部位別の罹患数（がんと診断される数）は、「乳がん」が1位です。

テレビコマーシャルや公共機関のポスターなど、さまざまなところで検診の啓蒙《けいもう》がされており、その成果としてがんの発見率が高まり、罹患数が増えたともいえるでしょう。

一方で乳がんは、罹患数1位なのに死亡数は5位です（罹患数は195ページ、死亡数は33ページ参照）。

つまり乳がんは、早期発見で適切な治療を行えば、それほど怖いがんではないということです。

しかし乳がんにおいては、この〝適切な〟治療という点が難しいところではないでしょうか。

温存するか、全摘出するか、といった点です。

医師にも温存派、全摘出派がいて、受診する病院や担当医師によって、その意見が変わることもあります。

最近の傾向では、全摘出を選択する患者さんが増えているようです。

これは、温存手術のデメリットにスポットが当たってきているからでしょう。

温存手術には、「がん腫瘍だけを取り除く」「腫瘍の周辺も含めて取り除く」という2種類の方法があります。

後者より前者のほうががん細胞を取り残す可能性は高いですが、後者についても取り残す可能性は十分にあります。

この「がん細胞を取り残す可能性がある」ことが温存の大きなデメリットの1つです。

実は、乳がんは特殊ながんで、20年後、30年後に再発するケースがあり、その点でも、がん細胞を取り残すデメリットは計り知れません。

国立がん研究センター東病院の乳腺外科のホームページでも、「術前に正常と思われたリンパ節にも、画像では見つけることのできない小さながんの転移が20~30パーセントの割合で存在します」と書かれています。

2013年　部位別がん罹患数

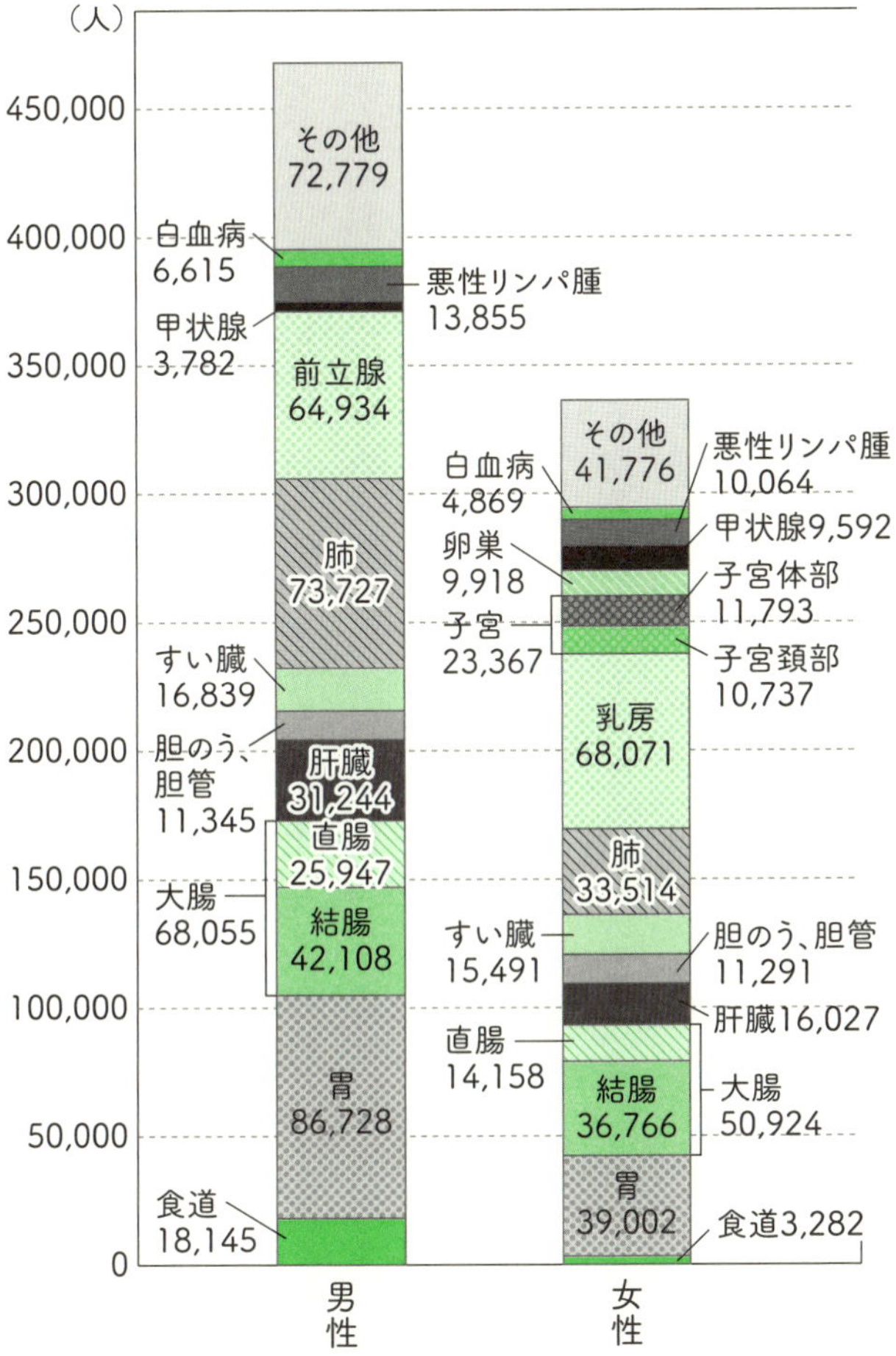

出典:国立がん研究センターがん対策情報センター

また温存手術は、放射線療法や化学療法をセットで行うことが多いため、経済的にも、時間的にも、患者さんの負担は大きくなりがちです。

その点で、病院に通いづらい場所に住んでいる人や、家事や仕事で時間のない人が、全摘出を選ぶことが多くなっていると聞きます。

ほかにも、化学療法で抗がん剤治療を行う場合、卵巣機能に悪影響を及ぼすことが知られていて、それを懸念して全摘出を選ぶ人も多いようです。

全摘出術を選ぶメリットとしては、ステージⅢまでであれば（転移していない場合）、基本的にがん細胞を取り残すことはないという点が挙げられます。

デメリットは、乳房を切除してしまうことによる精神的苦痛が大きいことでしょう。

しかし最近は、乳房を人工的に再現する技術が発展し、プロテーゼ（人口乳房）の質も高くなっていますから、乳房を残すことにとらわれる必要もないといえます。

もちろん、何でもかんでも切ればいいというわけではなく残せるものは残したほうがよいでしょう。

しかし1パーセントでも再発のリスクを残したくない人は、全摘出を選ぶことをオススメします。

A 31

温存治療には、いくつかのデメリットがある。とくに、がん細胞を取り残すデメリットは計り知れず、1パーセントでも再発のリスクを残したくない人は全摘出を選ぶべき。

Q

32

「がん治療で有名な病院」と「近所の病院」がん検診に引っかかったら行くべきはどっち？

「がんのよい病院といえば？」

そう聞かれると、あなたはどの病院を思い浮かべますか？

東京であれば「国立がん研究センター」「がん研有明病院」といったがん専門病院を、地方であっても「がんといえばあの病院とあの病院……」と、がん治療で評判の病院がいくつか頭に浮かぶことでしょう。

では、がん検診に引っかかったとき、たとえば大腸がんの便潜血検査で陽性だった場合、これらのがん治療で著名な病院で精密検査をすべきでしょうか？

——答えは、ＮＯです。

がんについては、「検査・診断のための病院」「治療のための病院」を分けて考えなければなりません。

がんは、検査・診断は内科、治療は外科です。血圧の病気や糖尿病などであれば、「検査・診断する病院＝治療のための病院」となりますが、がんについては別々なのです。

「治療」については、実績があり、設備の整った病院を選ぶことは間違いないですが、「検査・診断」については、そこまで実績を求める必要はありません。

というよりも、**検査・診断では、実績のある病院はオススメできません。**

実績のある有名な病院の場合、検査・診断を後回しにされる可能性があるからです。

これらの病院には、がん患者がつめかけています。

このとき優先されるのは、当たり前ですが緊急度です。

医師数や病床数など、物理的な資源が限られていますから、もうすぐに転移や再発しそうな患者がいればその治療を優先します。

優先どころかむしろ、重い症状の患者さんが割り込んでくることもざらにあります。

便潜血検査で陽性だったという程度の精密検査では、かなり後回しにされることも覚悟しなければなりません。

検診に引っかかったとき、それはあくまでがんの疑いがある状態です。

そのときに考えることは、1日でも早くがんの確定診断をつけることです。

「悪性なのかどうか？」

「がんならば、どういうタイプのがんなのか？」

「ステージは？」

いかに早く白黒をつけるかを最優先に考えれば、まずは近場のフットワークのよい中堅病院で診断をつけることをオススメします。

その上でがんであることが確定したら、「治療のための病院」を探せばよいのです。

A 32

がんは、「検査・診断のための病院」と「治療のための病院」を分けて考える。検査・診断のためであれば、大病院で順番待ちするより、フットワークのよい近所の中堅病院で、早めに診断をつけよう。

Q
33

「病院のホームページ」と「患者の評判」信じるべき情報はどっち？

では、「治療のため病院」については、どのように探せばよいのでしょうか。

医師の腕がよければ腫瘍を切除する際も小さくキレイに切ってくれます。病院によっては抗がん剤の最新の情報を持っているところとそうでないところがあります。

日本に数台しかない最新機器を備えた病院もあるでしょう。

これらの情報をどう集め、どう病院を選ぶかが、がん治療を受ける人にとってはとても大切になってきます。

このとき絶対にやめてほしいのが、患者の評判や体験談を鵜呑《うの》みにすることです。

個別の体験談は、がんの種類や進行度、担当医との相性などによって大きく異なるため、信用するに足りません。

とくにネットでの書き込みについては、必ずしも患者が書いているわけではないので信用できないといえます。

ではどうすればよいでしょうか？

治療の情報集めについては、病院の公式ホームページから客観的な情報を得ることにつきます。

ここには決して嘘は書けません。それをすると大問題になるからです。病院が発信している情報には、極端に大げさな情報が表記されていることは基本的にありません。

気になる病院のホームページをチェックして、次のポイントを確認しましょう。

①治療するがんに対応した専門外科の有無

それぞれのがんに適した専門外科があります。たとえば、大腸がんや胃がんであれば「消化器外科」、乳がんであれば「乳腺外科」です。

「外科」としか書いていない病院の場合、外科自体に力を入れていなかったり、何に力を入れているかわからなかったりするので、あまりオススメできません。

②治療実績

病院によっては、がんの部位別に治療経験、治療数を載せているところがあります。これらに嘘はないので、これから治療を受けようとしているがんについての実績を確認しましょう。

なお、成功率を掲載しているところもありますが、意図的にかんたんな手術しか受け入れない病院もあるので、これは信用できません。

③医師の資格

最近は、医師やスタッフの紹介を掲載している病院も多く見受けられます。

そこで確認したいのは医師の「資格」です。

「腫瘍専門医」「消化器内視鏡指導医」といった「専門医」、「指導医」の資格を持っている医師は、その分野では信用できるといえます。

とくに、院長やその科のトップの資格を見れば、その病院が何に力を入れているかがわかるでしょう。

また、がん研究センターや大学病院に指導医がいることは当たり前ですが、中堅病院で指導医をおいている場合は、とくにその分野に力を入れていると考えられ、信頼度が高まります。

なお、インターネットで検索をすれば、それぞれの分野の指導医、専門医の名簿を見ることができます。ヤフーやグーグルなどで「消化器内科　指導医名簿」というように調べると、かんたんに探すことができます。

そこから病院を探すのも、ひとつの手です。

これらを確認し、手術を予定しているがんに適した病院をいくつかピックアップしてください。

その上で、ピックアップした病院の情報を持って、ホームドクターに相談に行くと、より確実にいい病院を選ぶことができます。

このとき、「この中のどこに行ったらいいですか?」という聞き方はせず、**「先生の意見はどうですか?」**という聞き方をしてください。

「どこに行ったらいいですか？」と聞くと、医者も責任があるので、気軽に「ここに行ったらいいよ」とは答えづらいものです。

「先生の意見はどうですか？」と聞けば、「ここはあんまり評判がよくないと聞くね」とか、「ここは実績が豊富で信用できそうだね」といった、その病院についての新たな判断材料を医師から聞くことができます。

なお、そこで「答えられません」「忙しいから、ご自身で調べてください」といわれるようであれば、それはあなたのホームドクター選びが間違いだったということです。

親身に相談に乗ってくれる、近くの開業医を探してください。

なお、どんなにいい病院でも、遠方にあり通院しにくい病院はNGです。

家族のことや退院後の治療のことも考えて、まずはかんたんに通院できる範囲で探しましょう。

A
33

病院選びでは、病院のホームページで、①治療に適した専門外科の有無、②治療実績、③医師の資格を確認するとよい。その上で、病院をピックアップし、ホームドクターの意見を求めるのが◎。

Q
34

「初期のがん」と
「末期がん」
大学病院で手術するなら
どっち？

病院選びで皆さんが気になるトピックスの1つは、「大学病院を選ぶべきかどうか」でしょう。

最近でも、「群馬大学病院で腹腔鏡手術を受けた肝臓がんなどの患者8人が死亡した」というニュースが世間を驚かせ、大学病院への不信感がまん延しています。

このニュースを聞き、私は、「研究・教育の意義の高い大学病院の悪い面が出てしまったな」と思いました。

大学病院は研究施設なので、新しいことをやって論文を書くことで評価される世界です。

いいかえれば、**大学病院は「普通のことを100パーセント正確にやっても評価されない医療機関」だといえます。**

たとえば普通に手術を行えばいいものを、無理に腹腔鏡で手術しようとしたりします。

群馬大学の死亡事故で亡くなった患者さんの中にも、腹腔鏡以外の手術の選択肢について、事前に説明を受けなかった人もいたようです。

また、教育機関なので、未熟な学生の練習台にされることや、経験の浅い若い医師に執刀されることもざらにあります。

これらを理解・覚悟した上で行くのが、大学病院という医療施設なのです。


一方で、大学病院にもメリットはあります。

まだ保険の適用されていない先進治療を、臨床試験として無料で受けることができたり、他の病院にはない最新機器が備えられていたりと、治療方法、治療機器の選択肢については、他の医療機関よりも圧倒的に多いといえます。

ですので、ステージⅣや特殊な種類のがんについては、根治の可能性を求めて大学病院を訪れるのもひとつの手といえるでしょう。

一方で、ステージⅢまでの標準治療ができるがんについては、前述した側面もあるので、無理に大学病院を選ぶ必要はありません。

A
34

大学病院は、研究・教育意義の強い医療施設だと理解・覚悟して行くべき。なお、ステージⅣや特殊な種類のがんで、根治の可能性を求めて大学病院を訪れるのはあり。

Q

35

「今日」と「明日」がんになるならどっち?

医療についての章、そして本書のしめくくりとして、今後のがん医療の展望について触れておきます。

「今日」と「明日」がんになるなら、今日よりも明日、明日よりも明後日《あさって》です。

がん医療は、日々、めざましい勢いで進歩しています。

たとえば「検査」についていては、遺伝子分野の発展が飛躍的です。「数年後には、遺伝子検査の精度は確実に上がる」といいきれるほど、その進歩の速さには目を見張るものがあります。

最近のトピックスでは、大腸がん検診に遺伝子検査が取り入れられそうだというニュースがありました。

現状の大腸がん検診では、「便潜血検査」→「大腸カメラ」という流れとなっていて、「あいまいな便潜血検査の結果で、つらい大腸カメラを受けたくない、受けさせたくない」という医師、患者双方の意向によって、大腸がんが見過ごされることがありました。

しかしこの便潜血検査の後に、大腸がんかどうかをほぼ確定できる便の遺伝子検査が実現されそうなのです。

これが普及すれば、これまで大腸カメラを受けないがために見過ごされていたがんや、便潜血検査でスルーされたがんも見つけることができるようになり、大腸がんの早期発見率は劇的に上がることでしょう。

また、遺伝子検査のほかにもさまざまな検査法が研究されています。

たとえば、最近、体長1ミリの線虫を使ったがん検査法が2019年にも実用化される、というニュースが話題を呼びました。

これは、尿を1滴とって、そのにおいから線虫にがんを判別させる方法です。

なんとがん発見率は、95パーセント。

これが実用化すれば、本当にかんたんに、苦しい思いをすることなく、一次検診を済ませることができるようになるでしょう。

治療についてもさまざまなデバイス（機器、装置）が生まれています。

たとえば、手術支援ロボット「ダヴィンチ」という装置を取り入れる医療機関が出てきました。これは、医師が直接患者には触れず、患部の画像を見ながらダヴィンチという手術器具を遠隔操作し、がんを切除する方法です。

これが普及すれば、遠隔地での治療も可能となります。

将来的には、地方にいても腕のいい医師の治療を受けられるなど、地域による医療格差も縮まるかもしれません。

さらにダヴィンチでの手術は、傷口が小さく、術後のリスクも低いというメリットを持っています。

このような体の負担を減らすデバイスは、今後も続々と開発されることが期待でき、その結果として、術後のリスクは大幅に低下していくでしょう。

抗がん剤治療では、ドラッグデリバリーシステムの進歩が見受けられます。

ドラッグデリバリーシステムとは、「いかに患部だけに集中的に薬を送り込めるか、狙った腫瘍の部位だけに薬を到達させられるか」を目指したシステムです。

この分野が発展すれば、強い副作用があるから使えなかった抗がん剤でも、がん細胞だけに届けることで、副作用を出さずにがん細胞を抑えることができるようになります。

このようにがん医療は、日々、大きく進歩しています。

しかし残念なことに、全身に転移したがん細胞を完全に死滅させるような劇的な治療法は発見されていません。ここまで紹介してきたものはすべて、「どれだけ体の負担をなくせるか」といった点での進歩といえます。

がん医療の発展はめざましいが、すべてのがんが完治する病になるのは、まだまだ先の話といえるでしょう。

その点からも、がんの予防や検診には、しっかりと力を入れるべきなのです。

A 35

がん医療は日々進歩している。ただし、すべてのがんが完治するようになるのはまだまだ先。がんの予防、検診にはしっかりと力を入れよう。

あとがき

「がんで死ぬ」と「他の病気で死ぬ」幸せなのはどっち？

「最期はがんで死にたいね」と、医者仲間で話したことがあります。

がんでいいことは、死ぬまで意識がはっきりしていて、自分を失うことがないことです。

たとえば認知症が進行したとして、家族の顔もわからず、自分の名前も年齢も忘れ、着替えや入浴、排泄など、すべてに介護が必要になった状態で生きていくのはつらいなと思います。

がんであれば、残された時間をどう過ごすかを考える時間もあります。

くも膜下出血や脳梗塞で突然死ぬよりも、人生の締めくくり方としては、よい最期を迎えられるのではないでしょうか。

もちろん、がんで亡くなる場合、病気による苦痛も考えられます。

しかし現在は、痛みを上手にコントロールするための緩和ケアが格段に進歩しています。

個々の痛みの度合いによって、やわらげる方法がいくつもあるのです。

高齢でがんになってしまった場合、「がんで死ぬのか……」と悲観せず、「自分の最期について、じっくり考えられる病気で終われてよかった！」と考えるのもひとつの考え方です。

ほとんどだれしもが何かの病気で亡くなるわけですから、あとはそれをどう捉えるかだけなのです。

とはいっても、若くしてがんで亡くなることは、やはり幸せとはいえません。

50代、60代で亡くなるのは早いですし、70代でもまだ楽しめることがたくさんあります。

まだまだ長く人生を楽しみたいと思うなら、やはり予防と対策が大切です。本書の冒頭でも述べた通り、正しい情報を持って予防、対策に取り組めば、がんの9割は防ぐことができます。

とくに若いうちはそれをしっかりと実践してほしいと思います。

また本書では、主にがんの予防策に重点を置いていますが、がんにかかった方々に対しても、現状の問題点を解決するための情報を、できる限り集めました。

がんになった方々に一番伝えたいのは、必要以上に恐れず、極端な情報に惑わされず、自分にとって最良の治療法を、信頼できる医師に相談しながら探してほしいということです。

しっかりとがんと向き合えば、進むべき道はきっと見えてくるはずです。

秋津 壽男

主な参考文献

『最新！ がん治療』（弘前大学大学院医学研究科、朝日新聞出版、2011年）
『図解 あきらめない 放置しない！ がん医療』（済陽高穂、新星出版社、2015年）
『がん健診のすすめ』（城戸哲夫、現代書林、2011年）
『がん医療の今 第3集』（市民のためのがん治療の会編集、旬報社、2013年）
『がんの予防――科学的根拠にもとづいて』（津金昌一郎監修、小学館クリエイティブ、2010年）
『がんよ驕るなかれ』（杉村隆、岩波書店、2000年）
『新・名医の最新治療2015』（週刊朝日MOOK、朝日新聞出版、2015年）
『ウイルスでがん消滅』（藤堂具紀、NHK出版、2011年）
『健康診断の検査値がとことんわかる事典 最新版』（西崎統監修、主婦と生活社、2014年）
『がん医療のスキマ30の可能性』（伊丹仁朗、三五館、2005年）
『有害化学物質の話』（井田徹治、PHP研究所、2013年）
『「食べてはいけない」「食べてもいい」添加物』（渡辺雄二、大和書房、2014年）
『賢い食べ物は免疫力を上げる』（上野川修一、講談社、2004年）
『がん難民をふせぐために 抗がん剤・放射線治療の基礎そして福島へ』（井手禎昭、本の泉社、2013年）

著者紹介

秋津壽男（あきつ・としお）

秋津医院院長、日本内科学会認定総合内科専門医、日本循環器学会認定循環器専門医、日本医師会公認スポーツドクター、日本体育協会公認スポーツドクター、日本禁煙学会認定禁煙専門医
1954年（昭和29年）和歌山県生まれ。1977年大阪大学工学部を卒業後、再び大学受験をし、和歌山県立医科大学医学部に入学。1986年に同大学を卒業後、循環器内科に入局し、心臓カテーテル、ドップラー心エコー等を学ぶ。その後、東京労災病院等を経て、1998年に品川区戸越銀座に秋津医院を開業。現在、『主治医が見つかる診療所』『別冊主治医が見つかる診療所 健康スイッチ』（テレビ東京系）にレギュラー出演中。著書に、『長生きするのはどっち？』（あさ出版）、『病気にならない新常識』（法研）等がある。

執筆協力：宇津木 理恵子

がんにならないのはどっち？　〈検印省略〉

2015年　5　月　25　日　第　1　刷発行
2015年　7　月　21　日　第　6　刷発行

著　者――秋津 壽男（あきつ・としお）
発行者――佐藤 和夫

発行所――株式会社あさ出版
〒171-0022 東京都豊島区南池袋 2-9-9 第一池袋ホワイトビル 6F
電　話　03 (3983) 3225 (販売)
　　　　03 (3983) 3227 (編集)
F A X　03 (3983) 3226
U R L　http://www.asa21.com/
E-mail　info@asa21.com
振　替　00160-1-720619

印刷・製本　美研プリンティング（株）

facebook　http://www.facebook.com/asapublishing
twitter　http://twitter.com/asapublishing

ISBN978-4-86063-783-5 C0030

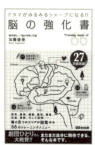

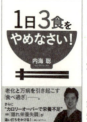

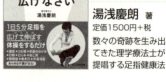

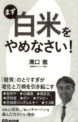